JN042635

ちくま新書

ドキュメント 感染症利権
——医療を蝕む闇の構造

山岡淳一郎
Yamaoka Junichiro

1510

はじめに——政治家の過信、市民の不信

感染症は「政治」を動かす。新型コロナウイルスの蔓延で、現代文明はもろさをさらけだした。多くの国が社会防衛のために「ロックダウン（都市封鎖）」を選び、庶民は街の狭い住宅にこもり、金持ちは自然に囲まれた別荘に逃げる。一九三〇年代の大恐慌以来の不況に突入すると経済人が警告しても、政府は人の流れを止めた。一七世紀にペストが欧州を席巻したときとほぼ同じ光景がくり返されたのである。政治家に過信は禁物だった。

日本では「人と人との接触を八割削減」を目標に行動が制限された。一方で、政府中枢は、気休めの策を弄し、正確な情報を出したがらない。アベノマスクの全世帯配布や検査体制、緊急経済対策の大げさな説明だけではない。データの柱である「感染による死亡者数」にも疑問符がつく。

日本の新型コロナ感染症による公表死亡者数は、九八四人（二〇二〇年七月一五日現在）。欧米各国の数万〜十数万人に比べればはるかに少ないものの、人口当たりのそれは東アジ

アの台湾、中国、韓国よりも多い。数えられていない死亡者もいる。「東京都の人口（推計）」をもとに二〇一六〜一九年の三、四、五月の三か月間の死亡者数の平均を出すと二万九四六七人。二〇二〇年のそれは三万〇〇四九人と「五八二人」増えている。このなかに新型コロナの感染見逃しによる死亡が含まれていると予想される。都の公式な感染死亡者数三二六人（七月一五日現在）は書き換えられる可能性がある。

政府は、往々にして感染症の影響を小さく見せたがる。国民の動揺を抑え、恐慌を防ぎたいにしても、理由はそれだけではない。「利権」と政治が結びついているからだ。

安倍晋三政権の新型コロナ対策をふり返れば、国と都の予算規模で二兆円を超える東京五輪・パラリンピックの利権に引きずられたことが、ありありと見てとれる。二月末、安倍首相は記者会見で「これから一、二週間が急速な拡大に進むか、終息できるかの瀬戸際となる」と語ったが、瀬戸際はずるずると延ばされる。三月一四日の会見では「東京五輪は予定どおり開催したい」と述べた。そこが分岐点だった。

中国の武漢で発生した新型ウイルスの流入は止まっていたが、欧州や東南アジアから入国、帰国した人たちからの感染が急増していた。入国制限が緩く、いつ感染爆発が起きても不思議ではなかった。薄氷を踏む対応だったのである。のちの分析では、東京の「実効再生産数」は二・五まで高まっていた。一人の感染者が平均して二・五人にうつしていたことになる。しかし首相官邸内に危機感は乏しく、対策が後手に回る。

世界の趨勢は「五輪延期」だった。各国の選手から「開催すれば出場辞退」と決然たる意見が届き、三月二四日、安倍首相は五輪の延期を決める。そして首都圏で病院内感染が続発し、医療崩壊が迫った四月七日、ようやく七都府県に緊急事態宣言を出したのだった。

感染が急拡大する大都市圏では医療崩壊へのカウントダウンが始まっていた。東京都では新型コロナ対策で用意した二〇〇〇床のベッドの九割が埋まり（七月七日菅義偉官房長官記者会見）、切羽詰まった。台東区の永寿総合病院や、中野区の中野江古田病院では院内感染クラスター（集団）が発生し、入院患者が亡くなる。家族の立ち合いも許されないまま茶毘に付された。厚生労働省のクラスター対策班が院内感染の現場に入って防護体制を立て直し、国立感染症研究所の疫学調査チームが状況を把握。患者の受け皿である国立国際医療研究センター、感染症指定医療機関の医療従事者たちが懸命に対応する。市民が大幅な行動制限を「自粛」で受け入れ、どうにか第一波は収まった。

大本営が立てた無謀な作戦を、最前線の将兵と市井の人びとがリカバーした。それが実情だろう。だが、新型コロナに限らず、ウイルスによる新興感染症はこれからも襲ってくる。政治の役割を見直さなくては取り返しがつかなくなる。

感染症は、社会に危機をもたらし、政治の舵取りを厳しく糾《ただ》す。政府のさじ加減ひとつで被害が左右され、人びとの連帯感に強弱がつく。きわめて政治的な疾病といえるだろう。ゆえに伝染病とか疫病と呼ばれていた時代から感染症そのものに利権が絡みついてきた。

本書は、そうした感染症と利権の見えにくい構造を明らかにし、広い意味での政治的な行動の妥当性を問う。

まずは新型コロナ対策で〈政治主導〉がもたらした矛盾を検証し、時代をさかのぼって〈学閥〉の形成から利権構造を説き起こす。〈医学の両義性〉の観点から、戦中の七三一部隊の人体実験の蛮行を顧みる。差別された患者と〈官僚主義〉とのたたかい、〈グローバリズム〉による製薬利権の膨張や、バイオテロのリスクを手がかりに現代の闇に分け入ろう。

人類は、人とモノの移動の高速化、地球環境の変化などによりウイルスと共生せざるを得なくなった。「自由」か「統制」か。感染拡大の局面ごとにこの問いを反芻《はんすう》し、未知の病原体を迎え撃つ時代に入ったようだ。

（本文中、敬称を略させていただきました）

ドキュメント 感染症利権——医療を蝕む闇の構造【目次】

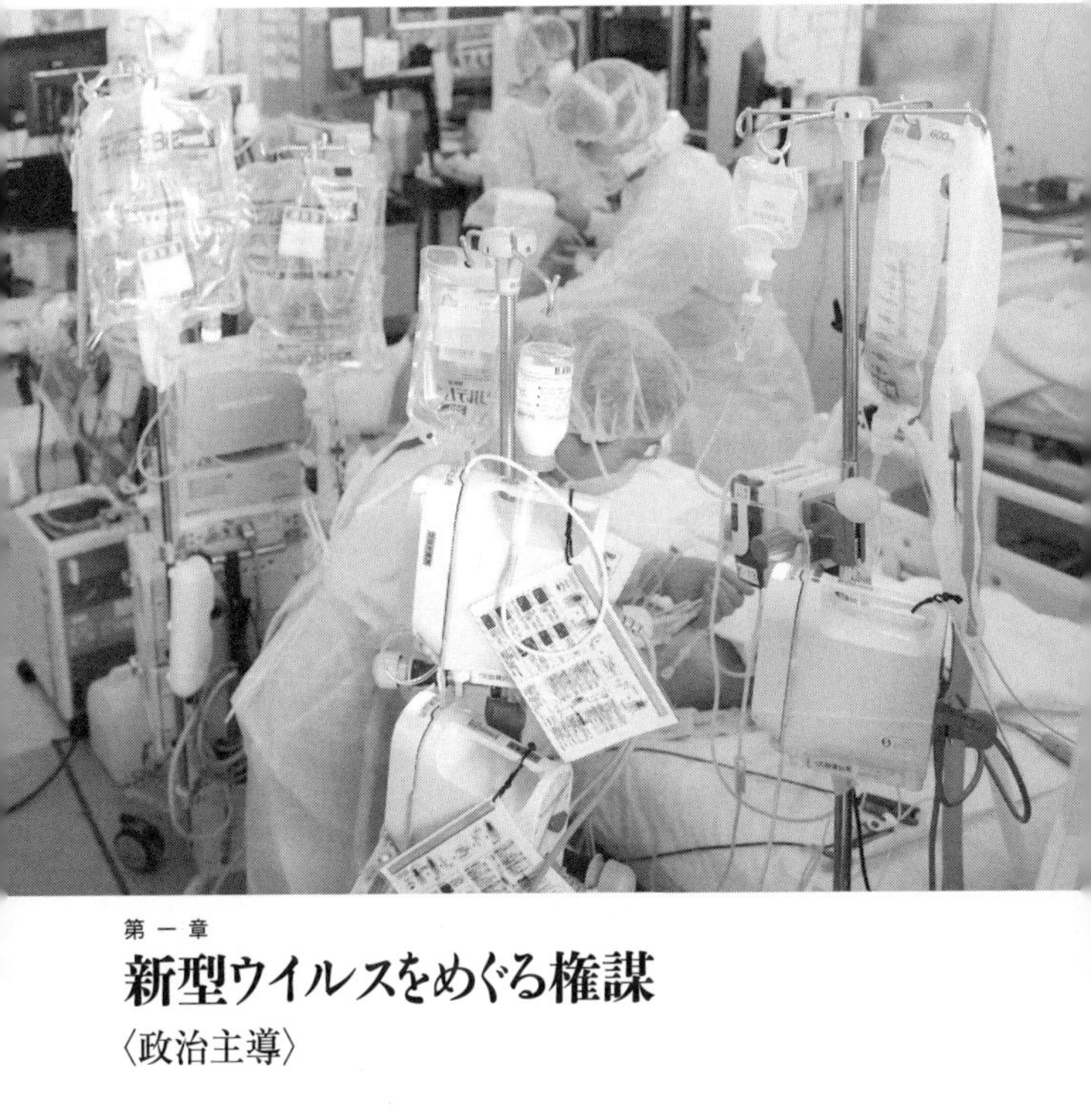

第一章

新型ウイルスをめぐる権謀

〈政治主導〉

集中治療室（ICU）で、新型コロナウイルスの重症患者の治療に当たる医療従事者
（2020年4月23日、川崎市聖マリアンナ医大病院。共同通信社提供）

年月日	事項
2019	
12.8	中国湖北省武漢市当局、原因不明の肺炎患者を確認
12.24	広州ビジョンメディカルズ、患者の遺伝子サンプル解析結果を医学科学院病原所に送る
12.29	深圳BGI、ゲノム解析の結果としてSARSウイルスと類似度80％の新型コロナウイルスと判定
12.30	北京博奥医学検験所、SARSコロナウイルスを検出と報告
12.31	中国、WHOに原因不明の肺炎の症例を報告
2020	
1.1	武漢市が華南海鮮卸売市場を閉鎖
1.5	上海公衛センター、サンプル遺伝子解析結果を国家衛生健康委員会に報告
1.23	中国当局による武漢市の都市封鎖
1.28	国立感染症研究所、自家調整で新型コロナPCR検査を確立。日本政府、新型コロナ感染症を感染症法「指定感染症」、検疫法「検疫感染症」に指定
1.30	政府に「新型コロナウイルス感染症対策本部」設置
2.3	クルーズ船ダイヤモンド・プリンセス号が横浜港に接岸
2.14	政府対策本部に諮問機関「専門家会議」設置
2.27	安倍首相、全国一斉休校を要請
3.20	東京台東区・永寿総合病院でクラスター感染が発生
3.24	安倍首相、東京五輪延期を決定
4.7	政府、新型コロナウイルス緊急事態宣言を7都府県に発令
4.8	中国当局、武漢市の封鎖を解除
4.15	東京都内の救命救急センター26か所の約半数で院内感染による診療制限がかかる
4.16	政府、緊急事態宣言の対象地域を全国に拡大
5.7	厚労省、抗ウイルス薬レムデシビル（ギリアド・サイエンシズ社）を特例承認
5.25	政府、緊急事態宣言を全国で解除
7.2	東京都で確認された新型コロナウイルス感染者数、2か月ぶりに100人超える
7.10	東京都でこの日に確認された新型コロナウイルス感染者数243名を記録
7.15	新型コロナウイルス感染者1300万人超、死亡者57万人超

†殺人ウイルスの猛威

首都東京の医療崩壊が、目前に迫っていた。

緊急事態宣言下の二〇二〇年四月半ば、大学病院の集中治療室で新型コロナウイルス感染症（ＣＯＶＩＤ－19）の重篤患者を診ている四十代の男性救急医が、青いスクラブを着たままオンライン取材の画面に現れた。夜昼の区別なく働きづめで、やっと時間がとれたようだ。担当した五人の重篤患者のうち七十代の男性患者は集中治療室を出て一般病床に移ったが、四人は病毒との一進一退の攻防のただなかにあった。

「五十代の女性の患者さんは人工透析を受けておられましてね、血管がもろいんです。細心の注意が必要です。呼吸の状態が落ち着いたので抜管（人工呼吸器とつなぐ管を抜く）をしたのですが、気道分泌物、痰が多くて、汚れる。今週中に気管切開して再送管ですね。気管切開というと、大変なことと思われるでしょうが、気管を切ってチューブを入れたほうが、えずく咽頭《いんとう》反射がないし、管が短いので喉《のど》のなかで菌がつく感染リスクも下がる。とはいえ、感染症で、これほどひどい呼吸不全はめったにない。圧倒的に怖い病気です」

と、救急医は、ひと息で喋った。

そのころ、私（＝筆者）は定点観測的に東京都内二六か所の「救命救急センター」（基幹医療施設）の診療状況をウォッチしていた。救命救急センターは、脳卒中や心筋梗塞《こうそく》、多重外傷など一刻を争う第三次救急医療の担い手だ。あちこちの病院で受け入れを断られた救急患者が最後にすがる場所でもある。その「生命のとりで」が、職員や患者の新型コロナ院内感染で崩壊しかけていた。救命救急センターの機能が麻痺すれば、本来受け入れるはずの脳・心疾患や重傷の救急患者の治療ができず、救える命が救えなくなる。

四月一二日時点では、二六か所の救急センターのうち七か所で院内に感染者が出て、救急の停止や、外来初診、入院受け入れの中止、手術の延期など大幅な診療制限がなされていた。三日後の一五日、さらに二つの基幹医療施設で職員や患者の感染が判明し、その数は九に増える。すぐに二ケタに達し、救命救急センターの約半分に診療制限がかかった。恐るべき速さで新型コロナの感染が拡がっており、私は息をのんだ。

率直にいえば、「首都のまんなか」から医療が崩れているようだった。何よりも渋谷区広尾の日本赤十字社医療センターの一般救急の停止が大きかった。看護師の感染が判明し、濃厚接触者らへのＰＣＲ（ポリメラーゼ連鎖反応）検査や施設の消毒、患者が陽性から陰性に変わる陰転化を二度の検査で確認することなどに時間を要していた。救急は小児以外、止まっている。外来初診も産科、小児科、小児保健部を除いて停止状態だった。

日赤医療センターは東京都区西南部（渋谷・世田谷・目黒）の二次医療圏をカバーする。対象の昼間人口は数百万人にのぼり、年間二万五〇〇〇人前後、毎日約七〇人の救急患者を受け入れていた。この首都救急の要が機能不全に陥ったのだ。

加えて慶應義塾大学病院（新宿区）、東京慈恵会医科大学附属病院（港区）、順天堂大学医学部附属順天堂医院（文京区）と、国会議事堂を中心に半径三・五キロ圏内の救急センターが次々と診療を制限しており、首都の医療の中心が空洞化している。そんな状況を説明すると、男性救急医は真剣なまなざしをこちらに向けて言った。

「ICUで重篤な患者さんを治療するには、防護具として最低でもN95マスクが必要です。エアロゾル感染を防ぐにはそれでも不十分。アメリカでは、N95を付けた医師が感染して死んでいます。PAPR（電動ファン付呼吸用保護具）が必要です。医師や看護師がコロナに感染して死んだら、いろんな意味で崩壊が加速します。現場から逃げる医療者も出るし、医療者への差別もひどくなる。欧州の病院のような医療崩壊が起きて、患者さんの命の選別を迫られる。それだけは避けたい。医療に従事する者の命を守ってほしい。防護具とゾーニング（感染エリアと非感染エリアの区分け）は院内感染を防ぐために必須です」

東京の院内感染の震源地は、台東区の中核病院、永寿総合病院（四〇〇床）だった。三月二〇日ごろに患者と医療従事者の感染が見つかると一気に陽性者が増える。五月下旬までに入院患者一〇九人、退院後に発症して他の病院に入院した患者や家族など二二人、職員八三人が感染する。そのうち入院患者四三人が亡くなった。致死率は二〇パーセント。欧州でもっとも高いフランスの一五パーセントをこえている。血液内科（白血病・骨髄の疾病等）で感染した入院患者は四八人で、二三人が命を落としていた。高齢で体力が落ちた患者にとってコロナは殺人ウイルスだ。どうして、このような惨劇が起きたのか。院長が記者会見を開いて院内の感染防御の不備などを語るのは騒動が鎮静化した七月一日。もっとも情報が欲しかった感染拡大中にはほとんど情報が出されなかった。

院内感染の伝播経路を追えないまま、病床は逼迫《ひっぱく》し、救急医療が瓦解しかけていた。

「緊急事態なのだから、全国的に病院ごとの病床数を透明化し、能力に応じて治療床を割り振る。それが厚労省の仕事でしょう。二月にクルーズ船、ダイヤモンド・プリンセス号で感染爆発（アウトブレイク）が起きたころには医療崩壊が予想できた。しかし、新型コロナ対策の全体像、マスタープランが示されていません。日本には司令塔がいないんです。とにかく、院内感染を防ぐために医療機関の職員と患者へのＰＣＲ検査の徹底、個人防護具の調達をしてほしい」と、救急医は言い置き、ふたたび集中治療室へと戻っていった。

東京が、ニューヨークやミラノのような感染爆発に見舞われ、救急病院から市中病院へドミノ式の医療崩壊がいつ起きても不思議ではなかった。感染者がPCR検査を受けられずに病状を悪化させ、孤立死していた。ウイルスに冒されて意識朦朧《もうろう》となった人が路上で行き倒れる。救急患者は、感染を嫌う病院に受け入れを拒まれ、何十か所もたらい回しにされた。検査難民、入院難民が続出している。すでに医療はあちこちで破綻《はたん》していた。

†空疎な「日本モデル」

それから約四〇日後、政府は新型コロナウイルス感染症対策本部を開き、東京、千葉、埼玉、神奈川、北海道の五都道県の緊急事態宣言の解除を決めた。四七都道府県すべてで感染拡大を防ぐための緊急事態宣言は解かれた。「人と人との接触を八割減らす」かつてない行動制限の効果はあったようだ。最前線の医療従事者の懸命な働きで、最悪の事態は回避された。薄氷を踏む状況を脱し、誰もがほっと胸をなでおろす。

五月二五日、解除決定の前に記者会見を開いた安倍晋三首相は、「日本モデル」を強調して、こう自賛した。

「わが国では、緊急事態を宣言しても、罰則を伴う強制的な外出規制などを実施することはできません。それでも、そうした日本ならではのやり方で、わずか一か月半で、今回の流行をほぼ収束させることができました。まさに、日本モデルの力を示したと思います」

欧米諸国の惨状と比べて「わが国」の優位さに言及する。

「わが国では、人口当たりの感染者数や死亡者数を、G7、主要先進国のなかでも、圧倒的に少なく抑え込むことができています。これまでの私たちの取組は確実に成果を挙げており、世界の期待と注目を集めています」

この発言には、科学的根拠を飛びこえた印象操作が入っている。確かに人口一〇〇万人当たりの新型コロナ感染による死亡者数は、イギリス六六七・九人、イタリア五七四・六人、アメリカ三九一人などに比べて、日本は七・七人と極端に少ない。しかし、中国のそれは三・二人と日本の半分以下で、韓国も五・五人と日本を下回る。もともと欧米と東アジアで歴然とした差があるのだ（二〇二〇年七月三日現在）。

こうした死亡率の違いには生物学的な要因もあると考えられる。たとえば新型コロナウイルス（SARS-CoV-2）の感染症が軽症で終わらず、重症化するのはサイトカインストーム（免疫システムの暴走）が起きているからだといわれる。もともと人間の体には侵入したウイルスを発見し、退治する方法が備わっている。サイトカインは、その防御のための重要なたんぱく質で、免疫システム全体に侵入者の存在を知らせる役割を担う。発熱や倦怠感《けんたい》、頭痛、凝固異常などを起こし、肺の炎症を抑えるよう他の細胞に命令する。

通常は免疫の働きで炎症が収まり、サイトカインの情報伝達も止まる。しかし感染が拡がってサイトカインが大量に放出されると過剰な誤反応が生じ、病原体よりも体にダメージを与える。それがサイトカインストームだ。全身状態の悪化や血栓形成などにつながり、重症化する。

ところが、東アジア人は欧米人に比べて遺伝子の一部に欠損があり、一定割合の人が重症化しにくい、という説が唱えられている。

あるいは東京大学先端科学技術研究センターがん・代謝プロジェクトリーダーの児玉達彦名誉教授は、無作為抽出一〇〇〇人の抗体検査をとおして「中国の沿海州や日本、韓国、台湾、香港の人たちは、過去に別のコロナウイルスに感染して免疫を持っていて悪化しにくいのではないか」と仮説を立てている（二〇二〇年五月二〇日外国人記者クラブ記者会見）。

冷静に眺めれば、日本でも多くの人が新型コロナに命を奪われ、遺族は悲しみにくれている。東京都の三、四、五月の三か月間の死亡者数は、過去四年の平均を「五八二人」上回る。新型コロナの第一波の襲来で例年よりも死亡者が増えたと考えられる。このなかにはＰＣＲ検査を受けられないまま新型コロナに感染して亡くなった人が相当数含まれている可能性がある。現実に思いを寄せない印象操作は、自惚《うぬぼ》れを助長し、今後の感染症とのたたかいを不利にする。

はたして「日本モデル」といえるものがあるのだろうか。元東京都知事の舛添《ますぞえ》要一は、「『日本モデル』とは何か、そして、それは世界に輸出できるのか。要は、国民が努力したこと、握手やハグなし、箸での食事、室内土足厳禁などの生活習慣が効いたのだ。政権の自画自賛のみでは、第二波に耐えられない」とツイッターで批判した（五月二五日）。

†なぜ単身赴任の男性は孤立死したのか

同調圧力の強さによる自粛の徹底や、人と人との接触が少ないライフスタイルは日本人の特性であり、モデルとはいえない。もしも、国の公衆衛生政策で日本的なモデルがあるとすれば……、「保健所」の役割としくみだろう。欧米にも、プライマリ・ヘルス・ケア（Primary Health Care/PHC）を担う地域の保健センターはある。健康教育や母子保健、予防接種などの公衆衛生活動を行っているが、新型コロナ禍に立ち向かう当事者としては影が薄い。

かたや日本の保健所は、新型コロナ感染の対応窓口「帰国者・接触者相談センター」を運営し、「感染者が病院に殺到して医療崩壊が起きないように」と調整役を務める。病院に入る前に患者をチェックして振り分ける門衛の役割を負っている。保健所の相談センターが、必要と判断したら病院の「帰国者・接触者外来」を紹介し、ＰＣＲ検査が行われる。そこで陽性だったら入院というルートが敷かれた。

保健所の門衛機能は、防疫の鍵を握っている。しかし、平時には穏やかに公衆衛生を支えていても、感染拡大の非常時には明らかに人的、物的な限界に達していた。

東京二三区で、人口が一番多い世田谷区（約九〇万人）は、感染者数も最多だ。五十代の単身赴任中の男性が、四月に発熱後、保健所に相談しても電話がつながらず、ＰＣＲ検査を受けられたのは発熱から六日後。その直後に自宅で孤立死する。陽性の検査結果が出たのは亡くなったあとだ。残された家族の心中を察すれば言葉もない。男性の死亡が報じられる前、私はニュース動画サイト、デモクラシータイムスの討論番組に出た際、ゲストの保坂展人《ほさかのぶと》世田谷区長に、保健所と病院の実情を訊《たず》ねてみた。こんな答えが返ってきた。

「通常は東京都が都内の二次医療圏ごとに、ベッドの数をコントロールしているのですが、まったくコントロールがきいていません。深夜ですね、いろいろニュースにもなっていると思うが、発熱してコロナ感染の疑いのある患者さんを救急車が乗せると、受け入れてくれる病院が決まらない。世田谷区内では、保健所長とか、保健所の責任者の携帯電話が夜中に鳴る。二時とか、三時に。それで病院を探し始める。原始的というか、そういう体制になっていました」（四月二五日配信）

保健所の負担は想像を絶していた。感染者が出始めたころ、世田谷区の保健所職員は、相談センターの電話対応をし、感染の疑いがある人の家に出張してＰＣＲ検体を採取した。さらに検体をボックスに入れて検査機関に運び、検査結果を本人に知らせる。陽性だったら治療を受ける病院を選び、患者を病院に送迎と、ほぼすべてを一手に行っていた。

患者が増えるにつれて世田谷保健所は業務過多で立ち往生する。そこで四月初めに保健所と地元医師会、病院の責任者ら区の医療関係者が集まって会議をもった。ＰＣＲ検査の拡大と、専門的に集約できる場所をつくろうと意見が一致し、新たに区内にＰＣＲ検査センターを発足させて状況を改善させたのだった。

なぜ、門衛の保健所に負担がこれだけ集中し、ＰＣＲ検査数を増やせなかったのか。原因をたどると内務省衛生局が母体の厚生労働省と、旧文部省の系譜が強い文部科学省の大臣どうしのサヤ当てにいきつく。両省の来歴にしばらく耳を貸していただきたい。

†戦威高揚で生まれた保健所

明治期、ドイツ医学を手本に西洋化が進んだ日本の医療は、一八七五年の文部省報告で「衛生の事項（病院設立、医術開業、薬品検査等の類）は内務省」「医学の事項（医学校設立の類）は文部省」に属す、と医療行政と医師教育に分断された。疾病対策は内務省衛生局の管轄とされる。

内務省は、細菌性のコレラや、腸チフス、結核が荒れ狂っていた時代に警察官を防疫の先頭に立たせた。強権的な社会防衛と治安維持を優先したのである。

国立感染症研究所（感染研）の母体「伝染病研究所」は、内務省所管の国立研究所から文部省に移管されるとき、所長の北里柴三郎《きたさとしばさぶろう》と弟子たちが全員辞職する壮絶な内部分裂を起こしている（第二章）。人脈的にも内務省と文部省はにらみ合った。

伝染病に対して、社会防衛と治安維持を先立たせるしくみは継承され、一九三七（昭和一二）年、結核の予防指導を主な任務として「保健所」が設立された。戦時体制に入り、結核による死亡者数は毎年一二万人超と増え続ける。保健所は登録した結核患者を「家庭訪問」で支えた。軍部は、結核の激増で兵士の体力が低下するのを危惧し、政府に保健社会省の設置を要求する。これを受け、一九三八年、内務省から衛生局が分離されて厚生省が誕生。「健民健兵」政策がくり広げられ、保健所は戦威高揚のため活発に動いた。

戦争中、陸軍軍医を中心に「関東軍防疫給水部」、通称「満洲七三一部隊」が組織され、人体実験と細菌兵器開発が行われた（第三章）。文部省所管の国立大学医学部は人材を七三一部隊に送り、実験データを得る。敗戦で部隊は忽然と姿を消すが、元隊員は医学界、製薬業界に入り、影響力を保った。七三一部隊の所業は現代のバイオテロの脅威にリンクしている（第五章）。

軍国主義に染まった国は、ハンセン病患者・回復者の強制隔離を固定化し、長い歳月にわたって療養所生活を強いた（第四章）。のちに人間の尊厳を踏みにじられた人たちは、人権の回復を目ざし、国の誤りを正す。厚労省の感染症政策を「人権を守る」方向へと転じさせるのだった。

終戦直後、日本の占領政策を実施したＧＨＱ（連合国軍最高司令官総司令部）の公衆衛生福祉局長サムス准将は、科学技術を衛生行政の根幹にすえ、機構改革を導いた。厚生技官のポストを増やし、厚生省—都道府県衛生部—保健所というタテの指揮系統をつくる。自治体に頼らず、保健所長に医師資格を持つ技官を充て、「保健婦（現・保健師）」が手足となって働く。現在の保健所は、このしくみのうえに成り立っている。

戦後復興から高度成長期に抗生物質の開発が進み、バブル期を経て細菌性の感染症は著しく減った。戦後、ほぼ半世紀が過ぎた一九九四年、効率を重んじた「地域保健法」が成立し、保健所の統廃合が始まる。広域化して数を減らし、国は補助費を削った。

保健所は新業務が追加され、少ない人員で広域を担当し、住民との距離が開く。保健所の数は、一九九四年の八四八か所から、二〇一九年には四七二か所へとほぼ半減している。

保健所が減って公衆衛生の支持力が衰える一方、世界では九〇年代後半から高病原性鳥インフルエンザやSARS（重症急性呼吸器症候群）、エボラ出血熱など人獣共通の新興感染症（ズーノーシス）の脅威が高まった。二〇〇三年にSARSが中国の広東省や香港でアウトブレイクし、八〇〇〇人以上が感染したとき、日本では幸運にも被害らしい被害は出なかった。二〇〇九年、豚由来の新型インフルエンザの流行では、日本は保健所に「発熱相談センター」を設け、病院に「発熱外来」を置く。輸入された生きた豚の検査も開始したが、目立った感染拡大はなく、厚労省は季節性インフルエンザと同じ扱いに切り替えた。七七〇〇万人の備蓄確保を決めたワクチンは「空振り」に終わる。

こうした過去の経験が、「こんども大丈夫。杞憂だ。夏の東京五輪は開ける」という霞が関や永田町の危機意識の欠如、備えの甘さを招いたことは否めない。

†鈍い、少ない検査体制の元凶

緊急事態宣言解除までの新型コロナ感染症第一波の対策で、医療専門家が声をそろえて批判したのが「ＰＣＲ検査の少なさ」だった。なぜ、検査数が増えず、孤立した患者が見殺しにされてしまったのか……。

国の感染症対策は、厚労省健康局結核感染症課―国立感染症研究所―国立国際医療研究センターが主軸となって行う。感染症法（感染症の予防及び感染症の患者に対する医療に関する法律）と検疫法を所管する厚労省が全体を調整し、感染研はウイルスの遺伝情報の解析や、予防、検査、診断、治療に関する生物学的製剤の製造などを行う。病院を併設する国際医療研究センターは患者の治療に当たり、その知見を研究にフィードバックする。

新型コロナのＰＣＲ検査は、感染研が必要な試薬や装置を組み合わせ、自家調整で確立した。感染研は、一月二八日から全国に約八〇か所ある傘下の地方衛生研究所にマニュアルを配り、自家調整のＰＣＲ検査の体制整備にとりかかる。同日、政府は新型コロナ感染症を感染症法の「指定感染症」、検疫法の「検疫感染症」に指定する政令を閣議決定した。政府チャーター機による中国湖北省在留邦人の帰国が始まる前日のことだ。

東京五輪が頭から離れない政権中枢の動きは鈍い。国内感染が出て二週間後の一月三〇日、ようやく政府に「新型コロナウイルス感染症対策本部」（本部長・安倍首相、副本部長・加藤勝信厚労大臣、菅義偉官房長官、本部員・全国務大臣）が設置される。この時点で「専門家会議」はまだ影も形もない。感染症の素人である政治家たちは、何を根拠に対策に当たろうとしたのだろうか。政治主導ではなく、科学主導のフェーズである。

のろのろと動きだしたPCR検査は、武漢から七六三人が帰国し、二月三日には乗客、乗員合わせて三七一一人を乗せたクルーズ船、ダイヤモンド・プリンセス号が横浜大黒埠頭に接岸すると、たちまち暗礁に乗り上げる。検査を行う地方衛生研究所のキャパシティーが絶対的に足りなかった。厚労省と感染研は、検査体制を拡充しようと受託検査会社にPCR検査の実施を打診する。ここで感染研は自家調整した検査法にこだわった。

「一般的に自家調整の検査というのは、承認された体外診断薬とは異なり、『事前に必要な試薬を集めて調整したり、検査の質を確認したりといった作業が必要になる』（専門家）」と日経バイオテク（「新型コロナウイルス、検査体制の拡充が後手に回った裏事情」二月二八日付）は報じる。だが、オーダーメイドに応えてくれる民間企業は少ない。感染研は、スイスに本拠を置く巨大製薬企業ロシュ社が先に開発して大量供給をスタートさせていた研究用試薬を使っても「同等」とマニュアルを改める。つまり検査法の幅を広げたわけだが、事態は改善されない。厚労省は、文科省を通じて全国の大学病院に遺伝子検査が可能かどうかヒアリングを始める。

「ただその際は、『感染研の自家調整の遺伝子検査に必要な試薬を配布するので、遺伝子検査ができるかどうかというヒアリングで、感染研の自家調整の遺伝子検査が前提になっていた』（ある大学病院の医師）」（前掲誌）。自家調整への執着が消えなかった。

では、文科省側はどうだったのか。

たとえばドイツでは、二月中旬までに全国の大学病院でＰＣＲ検査の実施体制が整っている。大学病院は民間の検査機関にその方法を伝授し、医薬資材・試薬メーカーが大量の検査キットを製造してフォローした。日本でも大学病院の多くがＰＣＲ検査機を所有し、理科学研究所なども十分な検査能力を持っている。

厚労省の感染対策とは別の部門の技官は、「文科省高等教育局医学教育課と話して、大学に号令をかけてもらえば一発でしょう。一般の研究機関にも声をかけやすいはず。文科省は、予算が削られないためにも、こういうときに力を出す、と思うのですが……。過去には垣根をこえて連携していますよ」と言う。実際に三月中には文科省の事務方は大学の研究室ごとのＰＣＲ検査能力の聞き取りを終えていたが、厚労省幹部と加藤大臣は協力要請をしない。それどころか機器を備えた一般の大病院のＰＣＲ検査も認めなかった。

ネックは政治だった。二月一六日、ようやく「新型コロナウイルス感染症対策専門家会議」の第一回会議が開かれ、感染が疑われる人は「風邪の症状や三七・五度以上の発熱が四日以上続く」などの保健所に相談する目安が確認される。ＰＣＲ検査を絞って医療崩壊を防ぐ方針が決まった。

安倍首相は、二月二七日、突然「学校での子どもたちへの集団感染を防がなければならない」と全国一斉休校を要請した。側近の官邸官僚と決め、文科省への相談は後回しだ。蚊帳の外に置かれた萩生田光一文科大臣は驚きを隠さなかったが、教育現場に休校を強くプッシュする。厚労省が検査数を増やせず、四苦八苦していても手を出さない。年々、予算を削られていた感染研は、従来の保健所、地方衛生研究所との連係で検査データを抱え込み、失地回復を図ろうとする。厚労側はテリトリーにしがみつき、文科側は不作為で応じる。大学や研究機関の検査能力はまったく活かされなかった。

三月下旬に東京五輪の延期が決まり、四月七日に政府による緊急事態宣言が出された後、学生の大学への通学は禁じられた。研究も必要最小限の入室以外は認められなくなる。

事実上、大学や研究機関の活動は止まり、国難を突破するための検査拡充は遠ざかったのである。

もしも日本モデルがあるとすれば、古色蒼然《そうぜん》たる「大臣の縄ばり」だろうか。

†特例承認された治療薬の正体

感染症の流行は、国際的な利権にまみれた治療薬、ワクチンの開発に拍車をかける。

二〇二〇年五月八日、安倍首相はトランプ米大統領との電話会談で、前日、厚生労働省が新型コロナウイルス感染症の治療薬として「特例承認」した抗ウイルス薬レムデシビルについて必要な量を供給するよう要請した。トランプ大統領も協力する意向を示す。安倍首相と経済産業省出身の官邸官僚は、米国製のレムデシビルの導入を急いだ。国産の抗ウイルス薬アビガンの導入にも前のめりだったが、動物実験での催奇形性の危険や、効果の判定に時間がかかり、承認は遅れる。

レムデシビルは、ギリアド・サイエンシズ社がエボラ出血熱を対象に開発を進めた静注薬（点滴）である。ウイルスのＲＮＡポリメラーゼを阻害する作用があり、重症化した患者に効くというが、臨床実験では肝機能障害や、腎機能障害、下痢などの頻度が高く、重篤な多臓器不全や急性腎障害といった副作用も報告されている。

特例承認の可否を議論した厚労省薬事・食品衛生審議会医薬品第二部会では、さまざまな意見が出た。同省医薬品審査管理課の吉田易範《よしだやすのり》課長は、「データが十分でない、情報が足りていないのは事実なので、色々な議論があった。ただ、こういう状況なので、今後の情報提供なり、報告などを受けてしっかりと確認するということで、最終的には全会一致で特例承認して差し支えないと結論された」と日経バイオテク（五月八日付）の取材に答えている。

日本では「特例承認」という言葉が飛び交ったが、じつは、まだアメリカ本国ではいかなる疾病の治療にもレムデシビルは適用されていなかった。ギリアド社自ら、「レムデシビルは現在開発中の薬剤で、ＦＤＡ（米国食品医薬品局）による承認はされておらず、……レムデシビルに関連して現在実施中の試験や追加して行われる臨床試験において良好な結果が得られない可能性があるほか、ギリアドがこれらの試験のうち一件またはそれ以上を予定通りに完了することができないか、または試験の中止に至る可能性もあります」

とホームページで告知している（五月八日付）。

そのようなレムデシビルが、ほかの治療薬候補を差し置いて真っ先に特例承認されたのはどうしてだろうか。早々と特例承認された背景をさぐると、ギリアドと政治家の強いつながりが浮上した。同社はアメリカ有数の「政治銘柄」なのである。

ギリアドは、政治家たちとのかかわりが深い。なかでも元米海軍軍人で、ジョージ・W・ブッシュ政権で国防長官を務めたドナルド・ラムズフェルドとの関係は親密だ。ラムズフェルドは、回想録『真珠湾からバクダッドへ』で、一九九七年ごろにギリアドに重役で入った経緯をこう述べている。

「私は次第にカリフォルニア州にあるギリアド・サイエンシスという設立されたばかりの小さな会社に関わるようになっていった。ジョンズ・ホプキンス大学で医師の資格を取得し、ハーバード大学でMBAを修めたマイク・リオーダンが、小さなベンチャー・キャピタルとして立ち上げた会社だった。やがて、同社は初期のエイズ治療薬の一つを製造した。後に、今日のHIV治療の柱となっているビリアード（通称テノフォヴィル）やインフルエンザ治療薬タミフルも開発した」

ラムズフェルドは、自らの役割を、こう語る。

「私は早くから同社の重役になることに同意し、最終的には会長になった。同社の可能性を拡大し、資金を集めるため、一流の人材を取締役会に招き入れる手助けをした」

ギリアドの役員にはジョージ・シュルツ（レーガン政権の国務長官）、カリフォルニア州知事だったピート・ウィルソンの妻も入っている。

リオーダンが政治家を次々に引き込んだのは、かれらの国家機関や議員、政党への影響力に目をつけたからに他ならない。医薬品は「特許」の存在価値が大きい。薬を開発して特許で知的財産権を守るには、国の研究機関や大学との連携がものをいう。早く薬事承認を得るには米国食品医薬品局（ＦＤＡ）や議員、官僚へのロビー活動が必要だ。

製薬会社と研究機関や大学との関係を大きく変えたのは、一九八〇年に制定された「バイ・ドール法」だった。同法は国の助成金を得た大学や研究所が行った研究成果に対し、特許権の取得を認める。大学や研究機関は特許を取り、製薬会社に排他的なライセンスを供与できる。さらに製薬会社が、米国国立衛生研究所（ＮＩＨ）と傘下の国立研究機関の研究成果の製品化を企画すれば、それらの研究機関と取引できるようになったのだ。

市場原理の導入で医薬品は利権の塊に変わる。その追い風にのってギリアドは飛躍した。

†米製薬会社の得意先

ラムズフェルドが役員に就いた一九九七年ごろは、新興感染症の象徴ともいえる高病原性鳥インフルエンザが出現し、香港で流行した。毒性の強い、新たなインフルエンザの登場でワクチンや治療薬にスポットライトが当たる。

一九九九年、FDAは、ギリアドが特許権を持ち、スイスのロシュ社がライセンス供与を受けて全世界での製造、販売を企図する抗インフルエンザ薬タミフルを承認した。その後、EMA（欧州医薬品庁）でも議論が交わされ、承認される。

タミフルの売り込みで、お得意様になったのが日本だった。

ラムズフェルドがジョージ・W・ブッシュ大統領のもと国防長官に就任した二〇〇一年、日本はタミフルを保険適用にした。折しも米国は「年次改革要望書」（日米規制改革および競争政策イニシアティブに基づく日本政府への米国政府要望書）で、規制緩和、市場開放を日本に強く求めていた。医療分野では「提言」として次のような要求が並んでいた。

・革新的な医療機器、医薬品が確実に導入され、タイムリーに使用されるようにし、「市場の役割を認める価格設定をする」。そのような製品が、革新的な製品の価値を下げる恣意的な価格操作の対象にならないことを保証する。
・医療機器、医薬品、特に日本では導入されていないが他の主要国で入手可能な製品の承認を促進する措置を引き続き取る。
要するに米国の医薬品は、日本の薬価制度で縛らず、言い値の薬価を設定しなさい、他国で承認された医薬品はすぐに承認しなさい、と求めている。こうした圧力を受けながら、日本はタミフルを大量に輸入した。

二〇〇三年末以降、アジア各地で高病原性鳥インフルエンザが発生すると、日本はタミフル「備蓄」の先頭を走った。〇四年八月、小泉純一郎政権は、国と都道府県で計一〇〇〇万人分を国家備蓄する方針を固める（その後、抗インフルエンザ薬の備蓄は増え、二〇一九年末時点で約四六五〇万人分）。一定量は流通備蓄薬とし、インフルエンザの流行状況に応じて市場に出す。日本は世界一タミフルを使う国となった。二〇〇五年のFDAの小児諮問委員会への報告では、タミフル全世界使用量の七五パーセントを日本が占めていた。

タミフル利権の長い手は、WHOにも伸びる。豚由来の新型インフルエンザが二〇〇九年四月にメキシコ、米国テキサス州、カリフォルニア州で確認されると、WHOの陳馮富珍（マーガレット・チャン／元香港衛生署長）事務局長は、緊急委員会を召集。史上初めて、国際保健規則（ＩＨＲ）が定める「国際的に懸念される公衆衛生上の緊急事態」（ＰＨＥＩＣ）に該当する状況と表明した。

ＷＨＯは、同年六月に緊急事態を最上位のフェーズ6に引き上げ、パンデミックへの警戒を訴える。とともに早期のタミフル投与を奨めた。タミフルの特性上、発症後四八時間をこえてウイルスが増殖してしまうと効果が下がる。早目の投与が大切だという。

だが、その根拠となる臨床試験のデータをロシュは完全には公開していなかった。イギリスの権威ある医学雑誌「ブリティッシュ・メディカル・ジャーナル（ＢＭＪ）」はサイトを設け、ロシュにデータ公開を促した。のちに使用理由の十分な証拠は見いだせず、ＢＭＪは見直しを求める。

豚由来の新型インフルエンザは、毒性が弱く、季節性インフルエンザと同程度で被害が小さかった。ＷＨＯの判断に批判が高まり、「偽りのパンデミック」と告発の声が上がる。

二〇一〇年三月、欧州評議会は、国際的な豚インフルエンザ・キャンペーンは製薬会社の影響下にあるとして調査を始めた。ロシュから金銭を受け取っていた米大学教授が臨床試験論文で、タミフルは入院を六割減らすと記載したことがセールスポイントになった事実が掘り起こされる。「利益相反」の疑いが浮上した。ＷＨＯに助言をした緊急委員会のメンバー一六人のうち、委員長以外は氏名が非公表だった。ＷＨＯは「関連企業の影響から委員を守るため」と説明したが、秘密主義が指弾される。巨大製薬会社はＷＨＯとの癒着を全否定し、陳事務局長は「パンデミック宣言の決定は基準にもとづいている」と押し切った。一部では、ＷＨＯ職員が製薬会社の株を買って大儲けをしたとも取り沙汰された。

†巨大な取引ほど不透明

「偽りのパンデミック」問題は、国が備蓄したワクチンも振り回す。新型インフルエンザのワクチンは、ＷＨＯの推奨株の決定から生産まで半年はかかる。日本では完成したワクチンを「全国民」一億二〇〇〇万人に接種することが建前になっている。二〇〇九年の新型インフルエンザの発生時、厚労省は「二回接種を前提としたワクチンを、七七〇〇万人分程度のワクチンを確保する方針」を決めた（二〇一二年四月一七日参議院内閣委員会・藤田《ふじた》一枝《かずえ》大臣政務官答弁）。

ところが、弱毒性で流行《はや》らない。推定で二二八三万人に国産ワクチン二六〇億円分、海外メーカーのもの八五三億円分を使ったが、インフルエンザは終息する。自民党の山谷えり子議員が、参議院内閣委員会（前同）で「七七〇〇万人分」確保の決定を質している。

「その決定は、だから正しくなかったんですね。結局、弱毒性で、はやりもなかったということでたくさん余っちゃったんですよ。注文したのが。だから、外資の製薬会社に違約金を払わなければならなくなりました。ノバルティス社には幾ら払いましたか」

（外山《と》千也《やませんや》政府参考人）「ノバルティス社に対しましては、違約金といたしまして九二億円を払っております」

（山谷）「外資で注文した会社は、ノバルティス社とグラクソ・スミスクライン社です。グラクソ・スミスクライン社には違約金幾ら払いましたか」

（外山）「払っておりません」

（山谷）「なぜグラクソ・スミスクライン社はノバルティス社が違約金をもらったにもかかわらず違約金を放棄したんでしょうか。払わなくてもいいと言ったんでしょうか」

（外山）「輸入ワクチンにつきましては、第二波に対応するために備蓄等をしてもなお余剰が見込まれたことから、グラクソ・スミスクライン社に解約を要請し交渉を行ったところ、先方の方からの申出によりまして違約金なしで解約に至ったものでございます」

（山谷）「外資というのはお金にシビアなところです。ノバルティス社が九二億円もらっているのに、グラクソ・スミスクライン社が違約金をいりませんという訳がちょっと私にはわかりません。その後、グラクソ・スミスクライン社がつくっている子宮頸《けい》がんワクチン、サーバリックス、これに公費補助をするということが急展開で決まりました。当時、鳩山総理、長妻大臣は否定的な言い方していたんです。……それはまだ結論が出ないというような答弁を本会議でも委員会でもしていらっしゃるんですよ。ところが、急に決まったんです。これはなぜでしょうか」

（外山）「先ほどのグラクソ・スミスクライン社の対応でございますけれども、同社は他国でも場合によっては違約金なしで解約している例がございます。……」

と厚労省側は子宮頸がんワクチン導入の形式的な手続きを説明して追及を逃れた。このような製薬会社と国の不透明な契約はそこここにあるのではないか。

さて、タミフルで飛躍したギリアドである。次々とバイオ系製薬企業を買収し、二〇一三年にはウイルス性C型肝炎の治療薬ソバルディの米国承認を取得する。従来のインターフェロン治療のような発熱や倦怠感、食欲不振などの副作用がなく、しかも治癒率九五パーセントという驚異的な特効薬だった。問題はその値段だ。ギリアドは、一三年末、米国でソバルディ一錠を一〇〇〇ドル（約一〇万円）で売り出す。患者は一日一錠、一二週間、トータルで八四錠、八四〇万円以上の薬代がかかる。ギリアドは、瞬く間に年商を倍増し、二〇一四年の医薬品売上高で前年の世界一八位から九位に急浮上した。

ギリアドの値付けに対し、自由の国、アメリカでもさすがに反発が起きた。高額の薬剤費を払わされる保険会社が不満を募らせ、加入者に使用制限をして提訴される。社会的批判が高まり、処方薬の保険請求をチェックする「薬剤給付管理（PBM）」の大手が、「大幅値下げをしなければ薬剤の採用をしない」とギリアドに圧力をかけた。

しばらくしてソバルディの値段は半分の五〇〇〇ドルに下がった。

ギリアドは、生き馬の目を抜くような製薬業界で急成長を遂げている。日本が新型コロナの重症患者を視野に特例承認したレムデシビルを一五〇万回分（一人一〇日間投与で一五万人分）、世界に向けて無償提供すると宣言した。新型コロナ禍は自社イメージを好転させ、知名度を引き上げる好機ととらえていても不思議ではない。

†ウイルス発生源をめぐる陰謀論

新型コロナウイルスは、不幸にもほんもののパンデミックをもたらした。世界全体で感染者は一三〇〇万人をこえ、五七万人以上が亡くなった（七月一五日現在ジョンズ・ホプキンス大学調査）。毎日、数万人ずつ感染者は増加し、死亡者は数千人単位で増えているが、根本的疑問が残っている。この恐るべきウイルスは、そもそもどこからきたのだろうか。

発生源をめぐって中国とアメリカが空中戦をくりひろげた。

中国湖北省武漢市当局が初めて「原因不明の肺炎」の患者を確認したのは、二〇一九年一二月八日とされている。その後、ネズミやハクビシン、アナグマなどの野生動物を食用に売っていた華南海鮮卸売市場を中心に肺炎患者が増えた。

武漢市民は疫病の流行に神経をそばだてる。武漢疾病対策予防センターは、一二月二一日時点で同じ症状の患者は三〇人以上いたと把握している。二五日には、ふたつの病院で院内感染が起きた。緘口令《かんこうれい》がしかれたなかで、患者が入院した病院では患者の気管支組織のサンプル（試料）が採取され、遺伝子解析の検査機関に送られる。患者を治療する医師はウイルスの遺伝情報の解析結果が出るのを待ちわびた。治療に生かせるからだ。

武漢市の中心から南に約三〇キロ、小高い丘に立つ中国科学院武漢ウイルス研究所に「原因不明の肺炎」の患者のサンプルが届いたのは一二月三〇日。七二時間に及ぶ検査を行い、年が明けて二〇二〇年一月二日に「新型コロナウイルスの全遺伝子配列であると確定」し、「一月一一日にＧＩＳＩＤ（鳥インフルエンザ情報共有の国際推進機構）にアップロードした」と同研究所は発表している。

一万分の一ミリ単位のウイルスの遺伝子配列が公表されると、スイスに本拠があるロシュは待ち構えていたように世界初の新型コロナ遺伝子検査（RT-PCR法）の試薬の大量供給をスタートする。ゲノム（全遺伝情報）解読は、患者本人の治療のためだけでなく、検査法やワクチン、治療薬を開発する一丁目一番地でもある。特許競争のスタートはここから始まる。もとのサンプルはれっきとした生物資源であり、二〇一四年に西アフリカでエボラ出血熱が大流行したときには、数千ものサンプルが国外に持ち出され、国際的なスキャンダルに発展している。

新型コロナウイルスの発生源については、二月ごろから「武漢の研究所から流出した」という説が流布された。アメリカのトム・コットン上院議員（共和党）はニュース番組の取材に「遠くない場所にある研究所で始まった可能性がある」「そこが発生地との証拠は持っていないが少なくともこの疑問を発することはしなければならない」と語った。

これに対し、世界の科学者二七人が「新型肺炎の感染源は動物ではなく中国の研究所とする陰謀説は事実誤認」と世界的な医学雑誌「ランセット」に共同声明を出す。遺伝子構造を分析した多くの研究結果を引用し、生物兵器の研究で人工的にウイルスをつくろうとして失敗したという見方に「陰謀論は、新型肺炎との闘いにおけるわれわれの世界的な提携を危うくする恐怖心、うわさや偏見をもたらす以外の何物でもない」と切り捨てた。

だが、三月に入るとアメリカのマイク・ポンペオ国務長官がインタビューで「武漢ウイルス」と呼ぶ。中国外務省の趙立堅報道官が、ウイルスは「アメリカ軍が武漢に持ち込んだ可能性がある」と言い返した。

発生源が「人工的ではない」ことは科学的観点でほぼ一致している。アメリカの情報機関を統括する国家情報長官室でさえ、「人工のものでも、遺伝子組み換えされたものでもないという、幅広く科学的に認められている見方に同意する」と声明を出した。「感染拡大がウイルスに感染した動物との接触から起きたのか、武漢の研究所での事故が原因なのか判断するため、今後も情報を精査していく」と述べた。

しかし、ドナルド・トランプ米大統領は、ウイルスの発生源は武漢の研究所で、そこから拡がった可能性がある、と中国を批判する。五月六日、トランプ大統領はこう言った。

「われわれが経験したなかで最悪の攻撃だ。(日本軍が奇襲した)真珠湾や(米国同時多発テロでハイジャックされた旅客機が突入した)世界貿易センタービルよりひどい」

「これは決して起きるべきではなかった。発生源の中国で食い止めることができたはずだ」

中国は感染を隠した、ヒトからヒトにうつるのを隠したから被害が拡大した、と全責任を押しつけるように非難をくり返した。

新型コロナが出現した当初、トランプ大統領は、イギリスのボリス・ジョンソン首相と同じく軽く見ていた。けれどもウイルスは変異して世界を席巻する。ジョンソン首相は自身が感染して一時は危篤状態に陥り、病毒の怖さを思い知ったが、トランプ大統領の頭のなかは再選をかけた秋の大統領選でいっぱいだった。五月初旬時点で、アメリカでは一二二万人が感染し、七万三〇〇〇人以上が亡くなっていた。国民の憤りの矛先を中国に向けさせ、ファイティングポーズをとることで人気を保とうとする。

トランプ大統領が、根拠が薄弱なのに、ウイルスと感染の隠蔽《いんぺい》を論《あげつら》って中国を非難したのは「選挙対策」が一番の理由だろう。ただ、新型コロナ感染を「史上最悪の攻撃」とたとえたところに微妙な心理も垣間見える。バイオテロへの拭いがたい恐れだ。

†新型コロナ禍と9・11をつなぐもの

細菌やウイルスといった微生物の研究は、人の命を救う。一方で研究は毒性の悪用にも利用できる。相反する二つの側面、デュアルユース（科学研究の両義性）がつきまとう。

微生物の研究機関は、テロリストが特定の国や地域の政治、経済、社会の混乱を狙って毒性の強い病原体を撒くバイオテロの防御を強く意識している。

「研究所内の病原体をテロには使わせない」ために「バイオセキュリティ」と「バイオセーフティ（生物学的安全性）」に立脚して対策を立てる。バイオセキュリティとは、外部からの侵入や内部の悪用に対し、病原体等の紛失、盗難、不正使用、意図的放出を防ぐ枠組み。バイオセーフティは、研究所内の安全を守るための病原体の取り扱いや防護具、封じ込めの設備などの対策だ。「バイオハザード防止のために行う対策」とされる。

バイオセーフティは、ＷＨＯが「実験室生物安全指針」で定めた病原体の1から4のリスク（危険度）に応じたバイオセーフティレベル（ＢＳＬ）1～4の施設格付けで成り立っている。ＢＳＬ1は無害な病原体やワクチンを扱うレベルの実験室。ＢＳＬ2は弱毒株のインフルエンザウイルス、はしかウイルスなどを扱い、許可された人しか入れない。

ＢＳＬ3は感染すると重篤な疾病を引き起こすが、他の個体への伝播の可能性は低いレベル。新型コロナウイルス、ＳＡＲＳ、鳥インフルエンザ、ＨＩＶ（ヒト免疫不全ウイルス）、炭疽《たんそ》菌《きん》などが3で扱われる。封じ込め実験室でなくてはならない。エアシャワーを備えた前室や高度な除菌排気の設備が必要だ。

ＢＳＬ４は感染すると重篤な病気を起こし、治療法が確立されていない、毒性や感染性が最強クラスを扱う。天然痘、エボラ出血熱、ラッサ熱などが該当し、最高度の封じ込め実験室が必要で、化学防護服を着なければ入室できない。実験室からの排気は高性能フィルターで二段浄化する必要がある。

このようなバイオテロ対策が行われるようになったのは、二〇〇一年九月、「米国同時多発テロ」の一週間後、炭疽菌を入れた封筒をテレビ局や出版社、上院議員らに送りつけるテロが発生したのが契機だった。感染して五人が亡くなり、一七人が負傷した。

旅客機を超高層ビルに激突させる攻撃につづいて不気味なバイオテロが起きて全米はパニックに陥った。首謀者のウサーマ・ビン・ラーディンとイスラム過激派組織アルカイーダに報復せよ、と世論が燃え上がり、ブッシュ政権は猛進する。アフガニスタンを空爆し、イラク戦争へと突き進んだ。正義はわれらにありと愛国心は暴走する。

ならば、アメリカ全土を震撼させた炭疽菌テロの犯人はイスラム過激派だったのか。ノーだ。何と犯人は米国陸軍感染症医学研究所（ＵＳＡＭＲＩＩＤ）に長く勤める、第一線の科学者だった。よりにもよって愛国の牙城である米国陸軍の、栄えある星条旗がはためく感染症研究所の微生物学者が卑劣なテロを実行していたのである。

トランプ大統領が、新型コロナ禍と「世界貿易センタービル」を比べた背景には、そのような事実経過がある。バイオテロはいつ、誰が起こすかわからない、という心理が「武漢ウイルス陰謀論」を持ち上げたのではないかと推量される。

†中国の初動と隠蔽の実態

では、陰謀論を頭から否定する中国は、トランプ大統領が指摘した隠蔽をしなかったのだろうか。私たちは「事件」をつい遠近法で眺めがちだ。直近で生起していることは大きく、時間が過ぎた出来事は小さく見えてしまう。二〇一九年一二月の武漢での感染発生から半年後の地点から過去を眺めると、「初動」は小さな点のようなものだ。

だが、初動にこそ、事件と向き合う指導者の人間性や器量が色濃く反映されている。もう一度、中国の初動にズームインしてみよう。新型コロナウイルス感染症（COVID-19）への対応は、官と民の「情報戦」から始まっていた。

前述のように武漢の病院で「原因不明の肺炎」患者を治療した医師たちは、患者の気管支組織のサンプルを採取し、遺伝情報を解析する検査機関に送った。武漢ウイルス研究所にサンプルが届き、解析している。早く解析結果を得て、患者の治療に生かしたい医師たちは、サンプルを武漢ウイルス研究所以外の検査機関にも送っていた。

じつは、武漢ウイルス研究所よりも早く、二〇一九年一二月中にサンプルの遺伝子解析を終えた検査組織がいくつかあった。中国の独立系メディア「財新」の渾身の調査報道（「中国・新型コロナ『遺伝子情報』封じ込めの衝撃」東洋経済オンライン三月五日配信）をもとに経緯を整理しておこう。もっとも早く、武漢の病院から患者の肺胞のサンプルを受け取ったのは広州微遠基因科技（ビジョンメディカルズ）だった。一二月二四日、サンプルが届いたビジョンメディカルズは、次世代シーケンサーで遺伝子の塩基配列を読み解き、三日後の一二月二七日に解析結果を出している。

ところが、ビジョンメディカルズの幹部は、ことの重大さに震えあがり、書面ではなく、電話で「新しい種類のコロナウイルスだ」と患者を治療する医師に知らせた。

中国のSNSメディア「微信（WeChat）」には、ビジョンメディカルズの検査員にしか書けない投稿が載った。

「フロントエンドからこの患者が重症であることが知らされ、すぐに解析結果が必要だと言われた。だが、こんな重大な病原体については決して軽々しく報告することはできない。正午になって数人の幹部が緊急会議を開き、詳しい分析を継続し、報告の提出を遅らせるとともに、データを中国医学科学院病原所に送って分析してもらうことを決定した」

北京にある中国医学科学院病原所は中央政府に近い。ビジョンメディカルズのデータを改めて分析する。しかし毒性を軽視したのか、すぐに対策は講じなかった。

深圳のゲノム解析の大手企業BGIが、武漢の病院から遺伝子シーケンスを委託されたのは一二月二六日だ。遺伝情報を解析し、二九日にはコウモリが発生源といわれるSARS（重症急性呼吸器症候群）ウイルスと類似度八〇パーセントの別のウイルスと判定する。BGIは一月一日に結果を武漢市衛生健康委員会に伝えた。同日、感染が広がった華南海鮮卸売市場が閉鎖される。人獣共通感染症（ズーノーシス）の調査で知られる上海公衛センターも、サンプルの全遺伝子解析を行い、一月五日には「歴史上確認されたことのないもの」と、日本の厚生労働省に当たる「国家衛生健康委員会」に報告した。

ここまで述べた武漢ウイルス研究所、ビジョンメディカルズ、BGI、上海公衛センターの四ルートは官が情報を握り、極秘に結果を保持していた。もしもそのままだったら、二〇〇二〜〇三年のSARSの悪夢の再来で感染は隠されてWHOとの連携は遅れ、現実をしのぐ、途方もないパンデミックに至っていたかもしれない。

もう一つのルートから感染情報は燎原の火のように広がった。

一二月三〇日、解析企業の北京博奥医学検験所は、サンプルを送ってきた武漢市中心病院に「SARSコロナウイルス」を検出したと知らせた。医師たちは青ざめた。ほんとうはSARSウイルスとは異なる新型コロナウイルスなので解析ミスではあるが、どちらにしても毒性は強い。SARS再流行の衝撃は大きかった。

八人の医師仲間が「微信」のグループ内のチャットで意見を交わす。「華南市場に勤める七人のSARSに似た患者を診た」「別の病院がSARSのような症状の家族を受け入れたそうだ」「恐ろしいことが起きている……」。眼科医の李文亮は、アウトブレイクが生じていると仲間に警告し、防護服を着て感染を防ごうと呼びかけた。

翌三一日、医師たちは感染情報を拡散させる。隠蔽の扉をこじ開けにかかった。中国側からWHOに原因不明の肺炎の症例が報告されたのも大晦日だった。

だが……武漢市公安局（警察）は、「不確実な情報を散布した八名の違法者を特定、法に基づいた処分を行う」と李らを締めつけて、情報を封印する。最前線に立つ李医師は、自ら感染し、闘病を経て非業の死を遂げることとなる。

ちょうど二〇二〇年一月六日から一七日にかけて武漢市、湖北省の双方で「両会」（人民代表大会と政治協商会議）の予定が組まれていた。市と省は「ヒトからヒトへの感染はない」と強弁し、両会を開く。感染は隠された。武漢市は政治日程を優先し、対応を遅らせる。その間に武漢は新型コロナの猛威にさらされ、感染爆発が起きたのであった。

†SARSの轍は二度と踏まぬ

ようすを眺めていた国家衛生健康委員会は、湖北省の両会が終わるや否や、医師で公衆衛生学者の鍾南山《しょうなんざん》をリーダーに専門家調査団を武漢へ送り込む。鍾南山の起用が、最大のターニングポイントだった。一四億の人民の命が八三歳の医学者の双肩にかかる。

鍾医師は、一月一八日に武漢の病院を視察し、地元政府が公にしなかった十数名の医療従事者の院内感染や、濃厚接触者を追えていない実態をつかむ。北京に戻ると、現地の状況をふまえて「ヒトからヒトにうつるのは間違いない」と記者会見で断言し、武漢の「封鎖」や大規模な隔離病院の建設を李克強首相に直接提案した。人口一一〇〇万人の巨大都市、武漢の封鎖（ロックダウン）は前代未聞の荒療治である。

そのころ、習近平主席は、ミャンマー訪問を終え、のどかな雲南省を視察していた。中国の公式見解では習主席が当初から問題意識を持ち、一月七日の会議で対応の徹底を求め、一四日の国家衛生委員会の会議でも感染阻止を指示したことになっている。が、これらの発言は二月中旬以降に発表されたものだ。当時の動きを追うと習が実情を知ったのは遅かったことが浮かび上がる。李首相から鍾医師の報告を伝えられ、ことの重大さに気づく。「SARS以上の危機になるかもしれない」と聞いて、現代の皇帝、習近平は飛び上がらんばかりに驚き、北京に舞戻った。

それほど二〇〇三年のSARSの蹉跌《さてつ》は、中国指導層にとって忘れたくても忘れられない屈辱であり、鍾南山はその国難を克服した英雄だった。SARSと新型コロナは一七年の歳月を隔てて結びついた。

SARSの流行は、二〇〇二年一一月、広東省仏山市の男性が「原因不明の肺炎」で入院したことに始まる。国際的な感染症監視機関から中国でインフルエンザが大流行中と知らされたWHOは、中国当局に照会するが反応がなかった。

中国は江沢民《こうたくみん》政権から胡錦濤《こきんとう》政権への移行期間だった。二〇〇二年一一月に中国共産党書記長に選ばれた胡錦濤は、〇三年三月、国家主席に就任する。トップの座を譲った江沢民は、党中央軍事委員会主席のポストを手放さず、自身の派閥である上海幇の子飼いを要職につけ、院政をしこうとした。胡錦濤は、温家宝を首相に任命し、江の包囲網の寸断を図る。そうした権力闘争のさなかにSARSが襲ってきたのである。

胡錦濤の指示は江の影がちらつく官僚組織に浸透せず、中国がWHOに簡単な症例報告をしたのは二〇〇三年二月だった。その後も中国からの情報提供は少なく、WHOの女性事務局長、グロ・ハーレム・ブルントラント（小児科医・元ノルウェー首相）は中国を名指しで批判し、広東省と香港への「渡航延期勧告」を出す。前代未聞の勧告で、胡錦濤政権は体面を失い、人や物資の流れが途絶えた。中国は国際的な批判の矢をあびる。

屈辱にまみれた胡錦濤と温家宝は、江沢民の色に染まっていない、広州市呼吸器疾病研究所長の鍾南山に白羽の矢を立てる。鍾医師は、原因不明の肺炎がウイルス性と見抜き、重症患者を積極的に受け入れて死亡率を下げていた。SARSの病名を考えたのも鍾だ。

北京に招かれた鍾医師は、大胆不敵な感染症対策を敢行する。『アジア燃ゆ』の著者で、ジャーナリストの近藤大介は、当時、北京でSARS関連の取材をしていた。近藤は語る。

「鍾南山さんは患者の隔離を徹底しました。北京市郊外に突貫工事で専門の隔離病院『小湯山病院』を建設し、『患者を全員ここに送れ！』と指示します。全国の約七分の一の患者を収容したんです。一三八三人の医師や看護師が対応に当たりました。結局、小湯山病院で亡くなった患者さんは八人にとどまり、開院から五一日目に収束宣言を出します。鍾南山さんは『二〇〇三年に中国を感動させた一〇人』に選ばれ、英雄になったわけです」

それにしても、今回の新型コロナ禍での再登板を誰が予想していただろうか。

「さすがに驚きました。八三歳ですよ。中国の官僚たちは、絶大な権限を握る習主席の顔色をうかがい、嫌がられることは上げたくない。いいことだけ報告したい。そういう思いが初動の遅れにつながったのでしょう。しかし、いよいよ切羽詰まって、英雄に頼るしかなかった。鍾南山さんにすべての責任を押しつけた、ともいえますね」

と、近藤は言う。鍾医師がリーダーに選ばれてからの動きは、迅速で広範囲に及んだ。

医療を担う国家衛生健康委員会を中心に、科学技術、教育、財政、農林業、税関、医薬品、さらに軍事の官庁が合同で「科学研究打撃関与グループ」を設立する。一月二一日、その第一回対策会議で、鍾医師を頂点に一四人の専門家集団が結成された。と同時に、ウイルス原因調査、伝染ルート調査、ウイルス組織解明、感染と疾病の処理、免疫学的測定方法の確立、ゲノム組織の変異と進化の解明、重症患者の治療、応急保護抗体の研究開発、ワクチン研究開発、中国医学（漢方）による予防という一〇分野の対策部門が立ち上がる。

予算は度外視と決まった。総額一兆元（約一五・五兆円）へと膨らんでいく。

習主席は、一月二三日午前一〇時をもって武漢市の「封城」（都市封鎖）を断行する。

鍾医師の提案で、武漢市郊外に一〇〇〇人の患者を緊急入院させる「火神山病院」と、一五〇〇人を収容する「雷山病院」が二月初旬までに建てられる。人民解放軍が動員され、昼夜を問わない突貫工事で病院は完成し、封鎖は武漢市から湖北省全土に及んだ。

†真の情報戦とは何か

この壮大な新型コロナ対策を、一党独裁の習近平が強権発動できる中国だからできたことだと言うのは簡単だ。だが、科学研究打撃関与グループの名称が表しているように指導者がサイエンスを意思決定の中核にすえたことは、いくら強調してもしすぎることはないだろう。鍾医師の対策は、一夜城のような病院建設に目が奪われがちだが、じつはその精密さに特徴がある。医学者の児玉龍彦東京大学先端科学技術研究センター名誉教授は、デモクラシータイムスの番組（二〇二〇年四月九日配信）で次のように語った。

「鍾南山先生に一元的に権限が移され、アメリカ帰りの情報科学者やBGIのような遺伝子工学の先端的な研究者がわーっと入って、一気にやりました。（武漢のなかの）感染集積地を明確に規定して、急いで一〇〇〇床の病院を二つ建てる。そして五万四〇〇〇人の看護師さんや医師を武漢市に投入する。徹底隔離で、感染集積地と非感染集積地を分け、集積地に医療人材を投入してこれを制圧する。非集積地から感染集積地に大動員をかけました。中国にしかできません。それをやるには、もともと膨大な検査データがなくてはできません。われわれはプレシジョンメディスン、精密医療と言うんですが、膨大なデータで（感染者の）徹底追跡をする。いま、感染者が何人いて、感染者がどこを移動して、どこに集まった人が感染したかをみていかなくてはいけません」

児玉氏の言う精密医療は、感染状況を大ざっぱなマスのデータでとらえるのではなく、住民一人ひとりの健康状態を医学と情報工学を駆使して把握し、徹底追跡することで成り立つ。一律に「人と人との接触を八割減らす」といった漠然たる指標ではなく、個々に感染者と非感染者を区別して隔離すべき人を隔離し、重症化を防ぐ治療を行う。十把ひとからげに感染していない者どうしを遠ざけて、行動を制限すれば経済がもたなくなる。東京都全体に行動自粛を押しつけるのではなく、都内の感染集積地とそうでない場所を分け、経済活動を維持しながら感染者に対応していく。そのようなイメージだ。

中国当局は、四月八日、約二か月半におよんだ武漢の封鎖を事実上解除した。市民から歓声が上がり、医療者を讃《たた》える動画がインターネット上にあふれる。しかし、無症状感染者からの再流行を警戒し、武漢市は居住区ごとの外出制限を継続した。市外に出られるのは行動履歴などで個人の感染リスクを判定する健康証明アプリに「緑」が表示された人に限られる。感染症から回復しても、感染が集中した団地に住む人は「赤」の判定のままで、団地外にすら出られない。武漢では散発的に感染が発生し、局所的な封鎖、隔離と解除をくり返しながら終息するのを待った。徹底的なデジタル追跡がつづく。

精密医療に人権、プライバシー、個人情報の保護という問題が含まれているのは間違いない。「統制」か「自由」か。日々、私たちは問いを突きつけられながら感染症の時代を生きている。

日本もアメリカも中国も、新型コロナ感染症の流行に対して、初動は遅れ、程度の差はあれ、情報が隠蔽された。そこからどうやって情報を開示させ、社会を立て直すのか。より精密に個人の行動追跡を行うなら、特定される個人の匿名性を守り、情報の二次使用を禁じ、追跡状況を本人が確認できることが必須であろう。大前提として個人情報を預ける政府への信頼が欠かせない。下手をすればジョージ・オーウェルが小説『1984』で描いた全体主義のスローガン「自由は屈従である」「無知は力である」を地で行きそうな国家指導者もいて、うっかり信じると痛い目にあう。感染症と政治は連動している。

先人たちは、くり返し襲ってくる感染症にどう対処したのだろうか。科学技術の進歩で感染症と人間の関係は変わっても、行動の基本的な傾向はさほど変化していない。先人の成功と失敗を見つめて、感染症の時代を生きぬく「次の一手」につなげたい。次章では日本における検疫と公衆衛生の草創期にさかのぼり、溶鉱炉で鉄ができるように医療が形づくられる姿を追ってみよう。

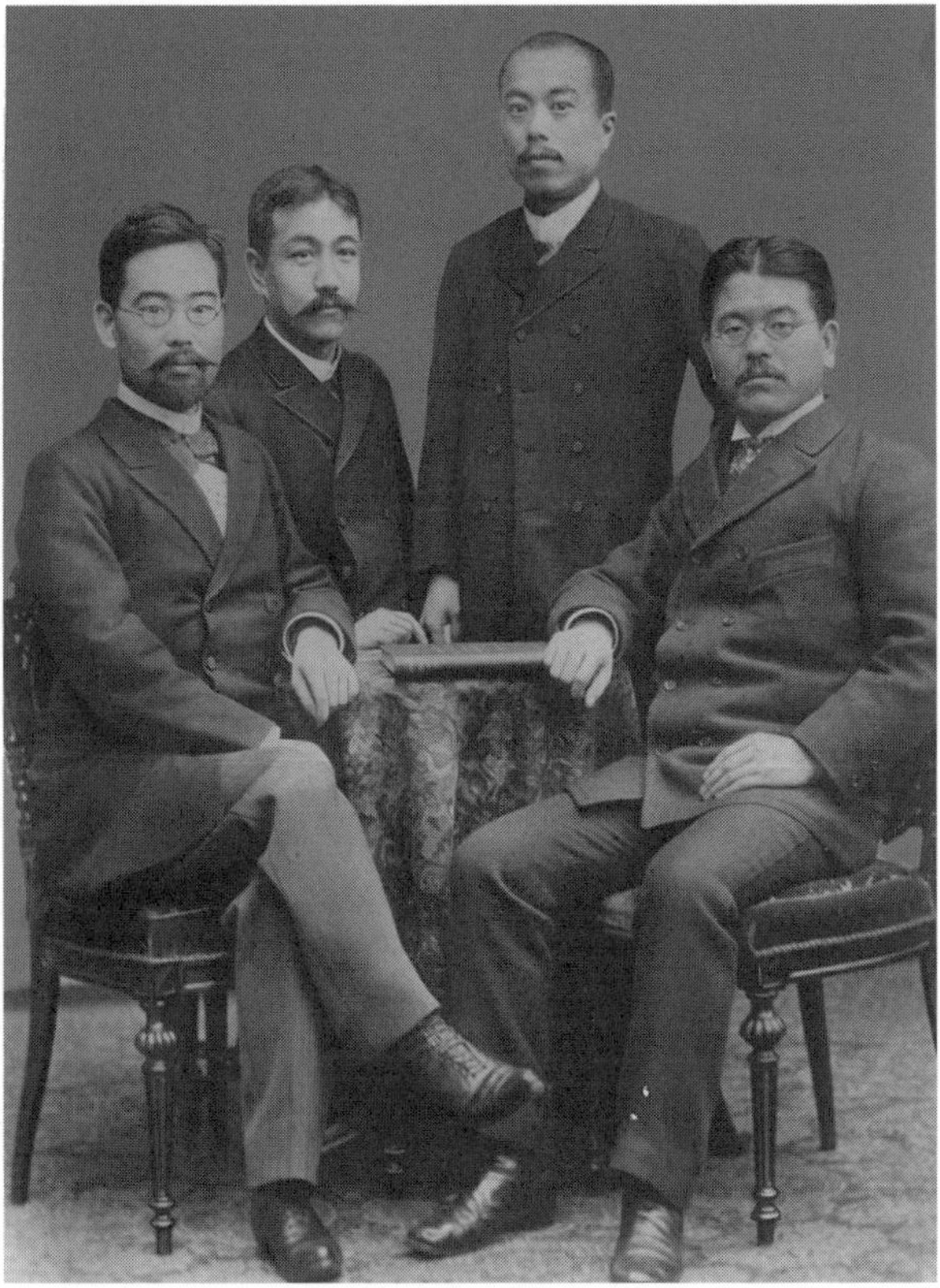

第 二 章

司令塔は官か民か

後藤新平と北里柴三郎の反逆〈学閥〉

1892年ドイツ留学中の後藤新平・左端と北里柴三郎・右端
（後藤・安田記念東京都市研究所提供）

年	事項
1855－96	ペスト（P）アジア中心に1000万人死亡。産業革命とともに結核も蔓延
1858	長崎に寄港した米砲艦から伝わったコレラが日本中で流行
1861	オランダ軍医ポンペの発案で、長崎養生所を幕府が開く（のちの長崎大学医学部）
1868	明治政府、医学校兼病院を首都東京に創設（のち大学東校→東京医学校→東京大学医学部→帝国大学医科大学→東京帝国大学医科大学と改名）
1873	ノルウェーのハンセン医師、らい菌発見
1874	長与専斎が起草した「医制（医療行政の基本76条）」公布
1877	西南戦争下、全国のコレラによる死亡者8000人に
1879	長与、内務省内に「中央衛生会」を設置
1880	政府「伝染病予防規則」を定め、6疾病を伝染病に指定する
1882	ドイツのロベルト・コッホ、結核菌を発見。翌年コレラ菌を発見
1890	北里柴三郎とベーリングによる、ジフテリア免疫に関する論文発表
1892	コッホに師事した北里柴三郎、帰国し「私立伝染病研究所（伝研）」創設
	ロシアのイワノフスキーが細菌より微小な病原体（タバコモザイクウイルス）を発見。
1894	北里柴三郎、イェルサンが、香港でペスト菌発見。学名はイェルサンに因む
1895	後藤新平、北里の協力を得て日清戦争後の大検疫事業を行う
1897	伝染病予防法、制定
1898	志賀潔、赤痢菌を発見。オランダのベイエリンク、微小な病原体をウイルスと命名
1899	伝研、内務省所管の国立研究所となる
1914	伝研、内務省から文部省へ移管、東大合併に北里反旗。北里研究所、設立

（※Ｐ＝パンデミック）

†時代の激動期に感染症あり

感染症の大流行は、不思議と時代の転換期に起きている。

時勢が病を流行らせるのか、感染症が歴史の歯車を回すのか。日本が世界に門戸を開いた一九世紀後半、死に至る伝染病は「船」とともにやってきた。

一八五八（安政五）年、江戸幕府はアメリカと日米修好通商条約を結び、自由貿易に踏みだした。この年の五月（陰暦）、清国を出たアメリカの砲艦が長崎に着くとコレラ（虎列剌）が侵入する。下関から山陽道に伝わり、大坂、京都で拡大して七月下旬に江戸で大流行を引き起こした。一八二二年のコレラ初上陸以来、二度目の流行だった。

患者は、げっそり痩せて米のとぎ汁のような下痢便を大量に排泄して死んでしまう。のた打ち回って、コロリ、コロリと息絶えるので誰いうともなく「コロリ（虎狼痢）」と呼ぶようになった。「この病に終われるもの、およそ二万八千余人、うち火葬九千九百余人なり」（「武江年表」）と江戸っ子を震え上がらせ、東北地方に及んだ。

もともとインドのベンガル地方の風土病だったコレラは、航海術の発達と、交易の隆盛とともに世界に広がった。その病原菌に関しては、一八五四年にイタリア人医師フィリッポ・パチーニが患者の小腸内に無数の細菌を見つけて、これこそコレラ菌と学術誌に発表した。しかし医学界の承認を得られず、ドイツの細菌学者、ロベルト・コッホが「再発見」して原因菌と特定するまでさらに約三〇年の歳月を要する。

幕末、明治維新の激動期、日本は伝染病の脅威にさらされながら国づくり、医療の体制づくりに取り組まねばならなかった。近代日本は朝廷を担いだ薩摩・長州が頑迷な幕府を倒して誕生した、と語られがちだが、そう単純ではない。むしろ医療は幕府の遺産なくしては成り立たなかった。幕末期、薬の調剤が主体の漢方医が町医者の大多数を占める状況で、幕府は世界に開いた窓、長崎のオランダ商館や海軍伝習所のオランダ人医師から西洋医学の知識と技術を積極的に吸収している。

コレラが上陸した長崎では、オランダ軍医のポンペが、あまりの惨《いたまし》さに心を痛めて「病院」の必要性を奉行所に訴えた。幕府はこれに応え、一八六一年、日本初の西洋式近代病院「長崎養生所」(一二四床)を開き、ポンペが教官を務める医学伝習所を「医学所」に格上げして併設する。診療と医師養成を合わせて、臨床医学の講義が始まった。まもなく養生所と医学所は統合されて「精得館」と改称し、長崎大学医学部へとつながっていく。

ポンペの診療は、患者の身分や貧富にこだわらず、開明的だった。とはいえ西洋医学はまだ芽吹いたばかりだ。蘭方医も「コレラの病毒は悪臭や腐敗した空気だ」「伝染病ではない、精神的胃腸カタルである」と真顔で語り合った。見えない敵、伝染病は手ごわい。

一八六八年、明治新政府が樹立され、さまざまな意味で「政治」が医療に影を落とすようになる。医療のしくみづくりのプロセスで、患者や家族への社会的制裁が強まり、伝染病は隠蔽される。近代国家として歩みだした日本は、医療の政治化と襲来する伝染病の間で揺れ続けた。

現代の医療が抱える問題もそこに根ざしている。「統制」と「自由」という普遍的なテーマを念頭に置きつつ、近代医療草創のいばらの道に分け入ってみよう。

†学閥医学の萌芽

明治新政府は、欧米の科学技術と制度の導入を宣言し、旧幕府の財産をわが物として新体制づくりに着手した。江戸改め東京では、旧幕府の西洋医学教育の本拠、医学所を接収して「医学校兼病院」とする。医学校兼病院は大学東校、東京医学校、東京大学医学部、帝国大学医科大学、東京帝国大学医科大学、と名を変えていく。

当初、新政府は、医学校兼病院の責任者に英国公使館の医官、ウィリアム・ウィリスを指名した。ウィリスは、薩長軍と幕府軍が激突した「戊辰戦争」で傷病兵をわけへだてなく治療し、赤十字精神を体現した医師だ。医療水準は高く、麻酔、手術、消毒の手法は斬新だった。ウィリスの人脈で日本にイギリス医学の移入が一挙に進むか、とみられた。

ところが、一八六九年春、長崎でポンペに師事した相良知安《さがらちあん》が政府の「医学取調御用《いがくとりしらべごよう》掛」に就き、状況が一変する。相良は敢然とドイツ医学の導入を主張したのである。相良は、ウィリス本人の家で、かれを支持する政府要人や英国公使を前に、こう言い放った。

「医師は万有の学者である。贔屓《ひいき》、不贔屓というような情実は持たない。なるほど英医は外科には長じているから、海軍医学校に採用するなら適当であろうが、大学東校（筆者注：この時点では「医学校兼病院」）の医学は今世最も発達したるドイツに求めねばならないと思う。……私見ではなく、全国医師の意思を代表して言うのである」（「相良知安翁懐旧譚」。以下、古い文献の引用は旧仮名は現代仮名に改め、適宜句読点を補い、現代においてなじみのない漢字は平仮名にひらく）。

相良が学んだ蘭方医学はほぼドイツ医学の翻訳だった。相良は本家ドイツが最優秀と信じていた。実習を重んじる臨床志向の英米医学に対し、ドイツ医学は大学での学究的色彩が濃く、士族の教養文化に通じる。新興国プロイセンの君主政体への親近感もあった。

と、あれこれ理由は挙げられるが、率直にいえば、ドイツ医学の「学閥」が立ち上がったのである。医学に限らず、科学には発見、発明、未知の領域の開拓が期待され、競争が生じる。競争は学問の系統の間で過熱し、学閥ができる。集団には「政治」がつきものだ。

じじつ相良は、ドイツ医学導入の大義を説く裏で、政治家に根回しして英国派の政府高官を更迭した。ウィリスの講義を妨害したともいう。このような政治的行動に派閥の萌芽が見てとれる。医療の政治化と学閥の誕生は軌を一にした。イギリス医学派のウィリスは東京を去り、西郷隆盛の招聘《しょうへい》で鹿児島医学校に移った。

†医療行政と医師教育の分断

一八七一年、大学東校にプロイセンの陸軍軍医で外科医のミュラー、内科医のホフマンが「お雇い外国人」として赴任し、ドイツ医学への転換が進んだ。以後、明治政府は医学関連予算を東大医学部に集中投入し、卒業生をドイツに留学させて研鑽を積ませる。東大の卒業生は各地の医学校へ教官として赴任し、医学校が徐々に大学に格上げされてパターナリズム（家父長主義）の巨大なピラミッド構造ができあがる。

ドイツ医学が頂点に置かれたとはいえ、実際に市井の人びとがかかる医療はお粗末だった。町医者の多くが野放図に投薬し、堕胎で金を稼ぐ。手術ができる蘭方医は医者全体の二割にすぎず、八割が昔ながらの漢方医だ。新政府は西洋医を育てたい。さりとて漢方医を排除すれば、国民のほとんどは医療を受けられなくなってしまう。漢方医の西洋医への反発も激しい。当面は漢方医を残しながら西洋医学に医療資源を傾注していくしかない。

この難しい青写真の描き手に選ばれたのが、長与《ながよ》専斎《せんさい》（一八三八〜一九〇二）であった。大坂の適塾で蘭方医学を学んだ長与は、長崎でポンペ、後任ボードウィンに師事し、維新後は長崎医学校の学頭を務めていた。政府に呼ばれて一八七一年に文部省の行政官に任命される。相良と相性が悪く、欧米の制度や文物を調べる岩倉使節団に加わって渡航した。

長与は、二年がかりでアメリカ、イギリス、ドイツ、オランダなどを視察し、「国民一般の健康保護を担当する特権の行政組織」（自伝『松香私志』）があることを知る。英語のHygieneを「衛生」と訳した。長与は諸外国の衛生行政や公衆衛生に触れて帰国し、文部省医務局長に就く。海外の事例を参考に医師教育や医師開業免許、医薬分業、行政機構などを定めた「医制」を上申する。こうして制度設計が緒についた一方で、文部省―大学東校と内務省との間で主導権争いが起きる。

その結果、医療行政と医師教育が分断された。一八七五年九月一九日付の文部省報告には、「衛生の事項（病院設立、医術開業、薬品検査等の類）は内務省に属し、医学の事項（医学校の設立の類）は文部省に属し……よろしく注意し、その区域を明瞭にすべし」と記されている。行政は内務省、教育は文部省と縄張りが設けられた。

疾病対策は内務省の管轄に入った。現代の新型コロナウイルス対策が、内務省にルーツがある厚生労働省に任され、大学医学部や研究機関を統括する文科省が介入しなかったのももともとをたどればここにいきつく。一五〇年ちかく経ったいまも病院と大学は行政上、分断されている。垣根がもっと低かったら、ＰＣＲ検査は研究機関も加えて大量に行えていただろう。東京大学先端科学技術研究センターや理科学研究所の検査機器も使えたはずだ。

話を戻そう。長与は文部省から内務省に転じて初代衛生局長（厚生労働事務次官の前身）に就任する。内務省は、地方行政や警察、殖産興業、鉄道・通信などを司り、強大な権限を持っていた。そこに伝染病対策が加われば、はたしてどうなるか……。

†防疫の砦「避病院」で見た地獄

伝染病は、制度づくりの跛行《はこう》をあざ笑うかのように容赦なく襲いかかった。海外との行き来が増え、旧幕府時代の「関所」がなくなって国民の移動も活発になり、伝染病の被害は一段と悪化する。巷にはコレラ、赤痢、腸チフスに結核と伝染病が蔓延していた。

そこに「内戦」が起き、猛烈な勢いで病原体は増殖する。

一八七七（明治一〇）年二月、鹿児島の西郷隆盛は、特権を剝奪された士族の鬱憤《うっぷん》を背負って決起した。政府は反乱とみなして武力で鎮圧する。西南戦争は七か月の激闘の末に政府軍六四〇三人、薩摩軍六七六五人の戦死者を出して終わり、西郷は城山で自決した。

内戦に勝った政府軍は、伝染病との「もう一つの戦争」に突入する。戦中に大阪陸軍臨時病院が、一等軍医正の石黒忠悳《ただのり》を院長に医官二七人、会計官六人、看病人六人、看護兵六一人の陣容で開かれると、傷病兵が運び込まれた。患者は一〇〇〇人、二〇〇〇人と増え、一時は八〇〇〇人に達する。傷ついた四肢の切断手術が、十分な止血もされず、石炭酸水の簡単な消毒のもとに行われた。その傍らに病気で息も絶え絶えの兵士が横たわる。

この修羅場に火の玉のような若い医師が飛び込んできた。

名古屋の愛知県病院三等医を辞して駆けつけた後藤新平（一八五七～一九二九）である。後藤は、陸軍臨時病院に名医が集まると聞き、「外科の実地研究をしたい」と石黒院長に申し出た。石黒は「ここは実験の場ではない。だが実地に携わらねば医学の進歩はない。傭員《よういん》（臨時見習）でよいか」と応じ、「かまいません」と後藤は医療の最前線に立った。

戦《いくさ》が終わり、九州にいた約五万の兵隊が帰還してくる。凱旋兵を乗せた船が神戸港に着くと、船内はどこもかしこも酸鼻を極めていた。甘くて生臭い、コレラ独特の臭気が満ち、下痢は垂れ流し、嘔吐物がいたるところに飛び散っている。脱水状態で眼がおちくぼんだ「コレラ顔貌」の男たちが全身を痙攣《けいれん》させていた。

政府はコレラ侵入に備えて「虎列刺《コレラ》病予防法心得」を出し、地方長官の下に医員や衛生掛ら総出で予防や消毒に当たるよう通知していた。だが、現場では医官が水際で食いとめようとしても、戦勝気分で早く故郷に帰りたい兵士たちは「うるさい。つべこべ言うな」と検疫をふり切って陸に上がる。陸軍は、慌てて対応策を示した。

・凱旋兵は、到着地にとどめ、コレラ患者、類似症状の者を「避病院（隔離病舎）」に移す。症状がない者も、消毒のうえ数週間ようすを見て、健康を確かめてから隔離を解除。

・九州からの帰還を一時停止。

百数十年前もいまも防疫の基本は変わらない。問題は、それが徹底できるかどうかだ。神戸港の検疫を破った保菌者たちは東海道を上り、京都で発症してバタバタ倒れた。京洛から離れた伏見街道沿いの東福寺に避病院が設けられる。

大半の医師が感染を恐れて近寄らなかった。後藤は軍医と一緒に東福寺に駆け込んだ。

「これは……地獄だ」

後藤は、思わずゴクリと生つばを飲む。戦闘で血に染まった軍服を着たまま、患者たちは吐瀉物《としゃぶつ》にまみれ、もだえ苦しみ、抱き合って泣いていた。看護人は、怖がって手を触れようとしない。後藤は、看護人を叱咤して薬瓶を持って病室に入る。石炭酸水をふりかけて消毒し、患者の口に薬液を含ませた。コレラ治療は大量に失われた水分と電解質の補給が鍵を握る。こんにちでは経口輸液や点滴の静脈内輸液で死亡率は一～二パーセントに改善されているが、後藤が患者に向き合ったころは手さぐりで、まさに死屍累々《ししるいるい》であった。

†後藤新平の原体験と公衆衛生

この年、コレラによる死亡者は全国で八〇〇〇〇人に上った。二年後には年間約一六万人が感染し、約一〇万人が亡くなる。死亡率六〇パーセント以上の凄まじさだ。大阪陸軍臨時病院の関係者では将校一七人、下士官一〇九人、兵卒七八九人、雑部一〇三人、合計一〇一八人がコレラに罹患し、ほぼ半分の五〇二人が亡くなっている。陸軍にとって「もう一つの戦争」は手ひどい負け戦であり、深い悔恨が残った。

後藤が東福寺で見た地獄は、幼いころの戊辰戦争の惨劇に重なった。

岩手水沢の武家に生まれた後藤は、少年期に戊辰戦争の不条理を経験している。新政府軍との戦闘で同胞が次々に斃《たお》れ、負けた東北諸藩は「朝敵」「賊軍」と蔑まれる。敗戦後、後藤家は北海道への移住を拒んで水沢に残り、貧農へと真っ逆さまに転落した。新平少年は、武士の家格という精神的支柱をへし折られ、飢餓のどん底で生きのびる道を探す。

幸いにして、水沢に赴任した新政府の行政官に抜擢され、福島の須賀川医学校に進んで医師となった。後藤の胸奥には、人間の集団が生きのびるには何が必要かという根源的な問いがあった。私（＝筆者）は、これを「公共の思想」と呼ぶ。人間は伝染病であっけなく死ぬ。敵も味方も関係ない。地位や名声、経済力にかかわらず、伝染病にかかれば死の淵に追い込まれる。人類共通の脅威に立ち向かう共同の哲理を後藤は追求した。

天下は「何か」を求めている。後藤の非凡さは現場体験を帰納的にふり返り、しくみに落とし込めるところにあった。陸軍臨時病院での仕事を終えると、愛知県病院に戻り、オーストリア人の医師、ローレッツから懸命に学んだ。間もなく、愛知県令（知事）に「健康警察医官を設けるべきこと」を建言する。「病毒を未発のうちに取り除き、原因をなくす」、つまり「予防」のための医官の必要性を説き、その職務を次のように上申した。

・県下の医師と親密に交際し、特異な疾患が発生したら速やかに報告を受け、記録を作成。

・疾患にかかった人、亡くなった人の月表年表をつくり、県庁に上告。
・流行病に対しては医師、病院、予防法、療法など官民相互の間を斟酌《しんしゃく》して良策を立てる。
・名古屋地方の地方病を考究し、消毒法を行い、一般の人民を健康に保護する。
・食物に疑わしき物があるときは、逐一点検して試験を行う。
・産婆、野師、巫女の徒を試験し、患者を扱うことの可否を察する。
・薬品を監視し、密売薬等を吟味して有害物は禁じ、無害物は許可。

この他にも衛生に関する役割を並べているが、要するに現在の「保健所長（医師）」のような庶民の生活と行政をつなぐ医官を構想していたようだ。上から目線の官僚には、この発想はない。建言を受けた愛知県令は感心し、後藤に東京出張を命じた。内務省衛生局に行って説明をして来い、意見を国にぶつけろ、と背中を押したのだった。上京した後藤は、衛生局長の長与に会い、持論を説く。「おもしろい。概要を書いて出しなさい」と長与。後藤は詳細な提言書をしたためる。精神病院や火葬場、浴場の設置まで書き込んだ。

目を引くのは料理屋の汚水浄化、汚水排導を利すること（下水道の完備）を記している点だ。コレラを防ぐには上下水道などの衛生設備が欠かせないが、まだ日本には技術も資本もなかった。近代的な水道条例ができるのは一〇年余り後だから先見性に富んでいる。

長与は文書に目を落とし、「諸件については、少し実際面では難しいこともあるが、注意してこれを施すならば、以後に良い実績を希望できるだろう」とほめた。

長与の脳裏に後藤新平という類まれな存在が刻まれた。

後藤は名古屋に帰り、愛知県病院長兼医学校長への階段を駆け上がっていく。

†強硬な内務省と庶民との軋轢

長与は、一八七九年のコレラ大流行のさなか、防疫体制を築くために内務省内に「中央衛生会」を設けた。これは医師、化学者、工学者らの専門家を集めた諮問機関だ。翌八〇年、国は「伝染病予防規則」を定める。コレラ、腸チフス、赤痢、ジフテリア、発疹チフス、天然痘の六つを伝染病に指定し、届け出を義務づけた。

では、肝心の伝染病対策はどうなったのか。ここで内務省の強権的な顔が出る。後藤が構想していたような医官ではなく、一般の警察官がコレラ防疫の先頭に立ったのである。患者の看護が行き届かない、あるいは病気の伝播が防げないと判断したら、警察が患者を強制収容できるようになった。

患者の家には縄が張られ、ひと目でわかるように黄色の標示紙が付けられた。警察官は、交通を遮断し、患者の隔離、消毒を行う。患者が亡くなると火葬場への野辺送りにも付き添った。まるで見せしめのように棺の三〇歩先に「コレラ病」と大書きした提灯や紙を持った人たちを歩かせる。

これで人びとが憤らないはずがない。社会防衛と治安維持を優先し、患者は貧寒な避病舎で死んでいく。庶民は警察の強圧的な処置を嫌って、病気を隠蔽した。コレラ患者が出ると家族は天井裏に患者を隠す。地域で孤立するのを怖れ、病気をひた隠しに隠し、そこから感染が爆発的に広がる。子どもたちは、不気味な唄をうたった。

「いやだ　いやだよ　巡査はいやだ　巡査　コレラの先走り　チョイト　チョイト」

チョイト、チョイトと声をそろえて手まねきするものだからゾッと怖気をふるう。

民衆にはコレラの知識がなかった。患者を救おうとした医師が「肝とり」の流言で村人に虐殺され、各地で「コレラ一揆」が起きた。一八七九年八月八日の「朝野新聞」は「新潟港の貧民米価暴騰に狂い立ち、大挙米商を襲撃——処々に放火」と報じている。米価高騰で不満をためた民衆が、コレラ予防の魚類販売禁止、患者隔離を機に猛った。川べりで暑気払いの薬を飲もうとしていた男が「毒を撒いた」と撲殺され、商家や医家が襲撃される。暴徒は避病舎と検査所を打ちこわし、警察官を襲った。とうとう軍隊が出動して、死者一三人を出して暴動は鎮まったという。

当世でいうリスクコミュニケーションはゼロだ。さすがの長与も、「官民の間に周旋すべき医師のごときも予防の趣旨を心得たる者少なく、治者も被治者もただ驚き騒ぐばかりにて病毒はますます猖獗《しょうけつ》」(『松本順自伝・長與専斎自伝』)と頭を抱える。実践と理論で民衆を感化できる衛生官を長与は渇望した。愛知に帰った後藤の顔が目に浮かぶ。

二五歳で病院長と医学校長を兼任した後藤は、医師の横断的団体「愛衆社」を主宰し、オーガナイザーに成長していた。愛衆社の創設決議第一条には「漢洋両医師の協心」を掲げた。「(コレラ)流行時に際するときは、必ず漢洋両医を徴集して、予防の法を議せしむべし。ただし、その他の諸流行病における も然り」と、政府の制度改変で生まれた西洋医と漢方医の壁を取り払い、連帯しようと後藤は動いた。

機は熟したようだ。長与は後藤を衛生局に招く。一八八三年一月、後藤は内務省御用掛衛生局照査係副長を拝命する。長与は民衆の啓蒙のために「大日本私立衛生会」を設立し、後藤を幹事に入れた。「私立」は財団の意に近い。長与は後藤の人を巻き込む力を買った。

†日進月歩の細菌学

後藤の入省から少し遅れて、もう一人のキーパーソンが内務省に入った。東大医学部の新卒にしてはいささかトウが立っている。のちに「日本の細菌学の父」と呼ばれる北里柴三郎（一八五二〜一九三一）である。熊本阿蘇《あそ》郡の庄屋の家に生まれた北里は、熊本医学校を卒《お》えて東京医学校に入ろうとした際、二〇歳の年齢制限にひっかかった。そこで四つばかりサバを読んで履歴書を出して入学し、留年もして卒業したときは三〇をこえていた。

傲岸不遜、わが道をゆく北里は、診療から叩き上げて入省した後藤と組まされ、へそを曲げた。「わたしはご承知のごとく最高学府を卒業し、後藤らとは教養を異にするものでありますから、その下風に立つことはできませぬ」と長与に不満をぶつける。俸給が後藤より安いのも気に食わなかった。後藤も自尊心の高さでは負けていない。二人は反目した。

北里は、熊本医学校の同級生で東大では先輩だった緒方正規《まさのり》がドイツ留学から帰朝して衛生試験所に着任すると、かれの助手についた。緒方は、ドイツで衛生学の碩学、ペッテンコーフェルに学んだ後、コッホの高弟レフェルから細菌学を修得している。そのころ、細菌学は伝染病の闇にさす曙光であり、医学の最先端を切りひらいていた。

細菌学の扉を開いたのは、フランスのパスツールだった。パスツールは微生物の存在を示し、人や動物に感染すると説いた。コッホが顕微鏡用のスライド・ガラス板のうえで炭《たん》疽菌《そきん》を培養し、学問レベルを一気に引き上げる。一八八一年、コッホはロンドンの医学会で純粋培養法を公表して出席者を驚嘆させた。その論文は「細菌学の聖書」と呼ばれる。コッホは結核菌を見つけ、八三年にはインドに遠征してコレラ菌を再発見する。細菌が病気の直接的原因であることを納得させる条件、いわゆる「コッホの原則」を発表した。

・問題にされる微生物が病巣に常に証明されること。
・それを分離して純粋培養をくり返し、付随する物質を除外すること。
・その純粋培養を健康な個体に再接種して、同じ病気を起こすことができること。

これらの原則は、現代でも生きている。パスツールも、一八八五年に狂犬病のワクチンをつくりあげて脚光を浴びた。独仏が国家の威信をかけて競い合う。細菌学を本場で学んだ緒方は開拓者のポジションにあり、医学界の注目を集めていた。

北里は、衛生局の雑務から離れ、東京の下谷和泉橋の衛生試験所にせっせと通う。一〇坪ばかりの二部屋が細菌学の研究室だった。緒方に導かれた北里は、生来の集中力と着想の鋭さ、忍耐力で研究に没頭する。驚いたことにコッホが再発見したばかりのコレラ菌を、長崎の患者から見つけた。北里のなかにドイツ留学への熱望がふつふつと湧いてくる。

師の緒方は、国民病といわれた脚気《かっけ》に焦点を当てた。脚気は、全身倦怠や手足のしびれ、むくみの症状が出る病気だ。末梢神経や中枢神経が冒され、悪化すれば心不全を起こして命を落とす。白米が常食のアジア地域に多く、日本では軍隊に脚気はつきものだった。緒方は「脚気は伝染病」（筆者注：正しくはビタミンB1欠乏による栄養障害）ととらえ、病原菌の発見に専心する。北里の補助もあり、「患者の血液から脚気黴菌《ばいきん》を発見」と公表した。

たちまち本邦医学界初の大業績と絶賛の声がわき起こり、東大理学部講堂に各界の人士一〇〇〇人を集めて講演会が開かれる。緒方の話が終わると、海軍軍医総監・高木兼寛《かねひろ》が立ち上がり、「食物の重要性」を訴えて異議を唱えた。高木は、東京を追われて鹿児島医学校に移った英国人医師ウィリスの薫陶を受けていた。臨床重視のイギリス医学を身につけている。つづいて登壇した陸軍軍医監・石黒忠悳は緒方の研究を称賛して高木の反論を打ち消した。後々、陸軍は脚気対策で遅れをとり、日清、日露の戦役で膨大な犠牲者を出すのだが、この脚気論争は北里と東大閥の亀裂を深めていく。

†真理の前には私情なし

北里は、一八八六年一月、ドイツ留学の念願がかなってベルリンのコッホの研究室に入った。コレラ、チフスの研究をした後、家畜の病原体で、人間は感染しないとされていた気腫疽菌《きしゅそきん》（当時。二〇〇七年にヒトの感染死の報告）の純粋培養に取り組んだ。嫌気性の菌に対して水素ガスを使い、純粋培養に成功した。

北里は、ビーカー、試験管一本の洗浄も他人に任せず、自ら完璧に行った。周到に準備し、緻密な実験を昼夜を分かたず行う。並外れた根気と体力で研究を進めた。気腫疽菌の成果をステップにして、それまで不可能とされていた破傷風菌の純粋培養に取りかかった。

渡独二年目の夏、留学に尽力してくれた陸軍軍医監の石黒がベルリンに来訪し、北里に衛生学のペッテンコーヘルの研究室に移るよう命じた。官費での留学だから高官の命令は絶対である。だが、細菌学を極めたい北里は職を失うのを覚悟で、これを拒絶する。険悪な関係になりかけたところで、先にドイツに留学していた陸軍軍医の森林太郎（鷗外：一八六二～一九二二）が石黒をなだめ、北里はコッホの研究室にとどまることができた。

東大医学部を卒業した森は、語学の才が抜群で、石黒の通訳として赤十字国際会議にも出席している。森のドイツ留学の目的も脚気研究だった。森は脚気の原因が「住居」にあると考え、ドイツで栄養学、衛生学、コッホからは細菌学を学び、自信を深めて日本へ帰った。すでに海軍の高木が軍艦筑波の航海実験（一八八四年）で「洋食＋麦飯」への改善で脚気の発生率を下げていたが、東大─陸軍閥は認めず、執拗に批判していた。高木も脚気は「タンパク質不足」と推論したために明確な反論ができず、学説上の決着は鈴木梅太《うめた》郎《ろう》の「チアミン（ビタミンB1）」の発見（一九一〇年）まで待たねばならなかった。

そうした折も折、蘭領東インドのバタビア（現ジャカルタ）にいたオランダ人学者、ベーケルハーリングが脚気菌を発見した、と報じられた。北里は、コッホの一番弟子レフェルに「認めていいのか」と問われた。細菌学上、脚気菌説は誤りだった。北里はベーケルハーリングの研究の不備を指摘し、学会誌に論文を発表する。レフェルは先行した緒方の研究にも言及すべきだと助言した。北里は悩んだ。細菌学の手ほどきを受けた緒方を論駁《ろんばく》するのは忍びない。だが、誤りを正さなければ学問の進歩はない。私情を断ち、一八八九年一月、「中外医事新報」に緒方の脚気研究を批判する記事を載せた。反響は大きかった。

「北里君は誰から細菌学を学んだのか、またその研究はずっと君が手伝っていたではないか」と緒方は怒った。森は「北里は識を重んぜんとする余りに果ては情を忘れたり」と責める。当時、森は、国内外で認められた学者だけが「学問権」を持つべきであり、「医界で政治をするだけの老策士」が新進の学者の動きを妨害するのは「反動」だと激烈な評論活動を展開していた。老策士とは幕末、維新の動乱をくぐりぬけて「大日本私立衛生会」に集う長与専斎や、後藤新平らへの当てこすりである。当然、森自身は学問権を持った学者だと任じている。北里は、一八八九年八月五日付で森に手紙を送った。

「学事のためには忍びあたわざるの私情をもこれを制し、公平無私の情をもってゆくか、研究に従事するにあらざれば、ついにその真理を究むることあたわざるの恐れあり……」

学閥の私情で真理を曲げてたまるか、という気概に満ちている。東大閥との間に深い溝ができた。北里は、一層、研究にのめり込む。ついに難攻不落だった破傷風菌の純粋培養に成功し、その毒素の存在を証明した。さらに少量の毒素を何度も動物に注射して抗体ができるのを確かめ、その動物の「血清」に目をつける。血清を無処置の動物に打つと破傷風の発病を防ぎ、「免疫」の効果があることを立証した。

†コッホ門下における北里と後藤

研究所の同僚、ベーリングが同じ要領でジフテリアの免疫を明らかにする。一八九〇年、北里とベーリングは「動物におけるジフテリアおよび破傷風免疫の成立」という論文を発表。世界の医学界をあっと驚かせた。血清療法の基礎を築いた北里の名声は欧米、アジアに鳴り響く。ベーリングは、血清療法の業績で第一回ノーベル賞を受賞した。本来、この受賞は北里とベーリングで分けあうべきだ、と研究者たちは語り合った。

北里が破傷風の研究に没頭していたころ、内務省の留学生がドイツにやってきた。後藤新平である。本国ではそっぽを向き合っていたが、後藤が北里に細菌学のイロハを教えてほしいと頭を下げ、ベルリンに三か月滞在している間にふたりは刎頸《ふんけい》の友となる。ときに両人は火花が散る大喧嘩をしたが、親交は生涯つづいた。

弟子の活躍に刺激され、御大のコッホも国際医学会で華々しい発表をした。

「私は数年来、結核の治療薬を探すのに菌の培養から始めた。金や銀の塩類は非常に薄めても菌の発育を妨げるが、モルモットを使って調べるとまったく無効だった。いま私はようやくモルモットの結核を治せる薬を得ることができた」

コッホは「細菌学の開祖」の地位を不動のものにしていた。国際医学会の出席者は、多くの人が苦しむ結核に特効薬ができた、と仰天する。ただし、コッホは薬の内容を語らなかった。未熟者が真似をして害を与えてはいけないと考慮したというが、じつは未完成だった。文部大臣らに急かされ、新研究所を開いたパスツールに負けまいと、功を急いだ。

翌一八九一年、コッホは治療薬が結核菌のグリセリン抽出液だと表明し、「ツベルクリン」の製品名をつけた。皇帝はコッホに勲章を与え、医師や患者がベルリンに殺到する。

ところが、ツベルクリンは、多数の結核患者で治療試験をしてみると、診断には非常に有効なのだが、治療効果はなかった。なかには悪化して患者が死亡したケースもあり、評価は反転、コッホは非難の集中砲火をあびる。病理学の泰斗、ウィルヒョウも批判の先頭に立った。数々の業績を忘れたかのように人びとはコッホを叩きに叩く。

北里は、研究の厳しさを痛感した。日本では私立衛生会が北里の斡旋《あっせん》でツベルクリンの販売会社と特約を結び、輸入元になったが、九一年三月にツベルクリンは「不評とともに日本に到着した」（長与）のだった。

紆余曲折のすえ「伝染病研究所」設立

足かけ七年に及ぶ北里の留学も終わりが近づいた。コッホの骨折りでプロシアは外国人初の「プロフェッサー」の称号を北里に与える。北里はケンブリッジ大学やペンシルバニア大学から破格の待遇で招聘されたが、日本国への報恩を理由に断った。船旅で欧米を視察し、一八九二年五月、横浜港に降り立つ。二週間後、後藤もドイツ留学を終えて帰国した。

国際的名望を得た北里は、医学界がもろ手を挙げて迎えてくれると確信していた。だが、待っていたのは冷ややかな視線だった。北里の東大医学部の後輩、金杉英五郎（のちの慈恵医科大学初代学長）は、「一部民間人士の他はことごとく（北里受け入れに）反対して大学に入るる模様もなく、学界よりも医界よりも孤立せしめらるるに至った」と記す。内務省にもすぐに復職できず、文部省、東大（帝国大学医学校）はよそよそしい。帝大医学校は、北里を誘いはしたが、扱いは他の帰国者と同格だった。プライドの高い北里はきっぱり断り、孤立を深める。すべては緒方の脚気菌説の誤りを指摘したことに発していた。

じつは、北里が緒方よりも先に誤謬《ごびゅう》を指摘したペーケルハーリングも、怒ってコッホに書簡を出し、「これで追試をしてみろ」と脚気菌と信じる培養を送りつけてきた。北里は慎重に追試を行い、その培養がブドウ状球菌と見抜く。結果を知らされたペーケルハーリングは、一年後、北里を訪ねて追試に感謝をし、両者は親交を結んでいる。

科学者は真実の前で謙虚であらねばならない。日本は国を開いたけれど、医学者の心は閉じていた。北里に傲慢さがあったにしても、医学界は情実でがんじがらめだった。

北里には居場所がない。見かねた長与は、大日本私立衛生会が「伝染病研究所」を設立し、運営を北里に任せるプランを立てた。ただ、国費で創設するには帝国議会に諮らねばならず、何年もかかりそうだ。資金の見込みが立たず、長与は、大坂適塾の同門、福沢諭吉に相談した。福沢は「仕事してから後に金を集めたほうがよろしい。とるに足りない俗論に拘泥《こうでい》して、国家の面目を毀損《きそん》することがあってはすまぬ」と応じる。

福沢は、芝区芝公園、現在の御成門交差点の南東角の借地に、二階建て建坪十数坪、上下六室の建物をこしらえ、北里に提供した。これが「私立衛生会附属伝染病研究所（伝研）」の始まりである。手狭なので、二か月後には、愛宕町の内務省用地五二五坪への拡大移転を前提に、議員一七五人の賛同を得て研究所補助費の建議案が議会に提出された。と、そこでまたも文部省―東大閥とぶつかる。文部省も、帝大医学校に北里と他二名のドイツ帰りの研究者を中心に伝染病教室を新設する予算案を出していたのだ。北里にはまったくその気はないのに……。無理筋である。長与の後継で衛生局長に就いた後藤が、議員と連携して文部省案を潰す。

すると、こんどは移転先の芝区愛宕町の住民が、伝染病研究所の移転拡張にやっと補助金がついた。帝大の学者や政治家を担いで移設反対の運動を起こした。危険な細菌を持ってくるなと、御成門の研究所に石を投げる。「福沢老爺および北里の二人、期を刻して砲撃し、手足を異にし」と脅迫文が送りつけられた。

反対運動が最高潮に達したところで、後藤は一計を案じた。「敷地の前の（研究所の建設を知らせる）看板に今晩、墨をいっぱい塗ってこい」と部下に命じた。部下は恐る恐る夜陰にまぎれて実行する。翌日、住民が看板を見て大騒ぎになった。いかに建設反対でも政府の看板に墨を塗るとは何ごとか、と町内の空気は急速に冷め、容認へ傾いたという。

†命がけのペスト菌現地調査

一八九四年二月、北里は世事の煩わしさから解放され、新研究所に移った。環境が整い、研究に拍車がかかった。そこへ、香港から人類が最も恐れる伝染病流行の一報が届く。一四世紀に七五〇〇万人もの死者を出し、黒死病と呼ばれたペストだ。日本にも侵入の恐れが高まった。政府は帝大医科大学教授の青山胤通《たねみち》を団長に北里以下、総勢六名の調査団を香港に送る。青山は北里より六歳下だが、東大では一年先輩である。香港で青山がペスト死亡者の病理解剖と臨床を担当し、北里が細菌の発見、同定を行うことになった。

六月一四日、香港の臨時病院の物置きを改造した一室で、ペスト患者の遺体の解剖が始まる。香港人は解剖を忌避するので消毒と偽って遺体を棺桶に入れて持ち込んだ。土間に棺桶の蓋を敷き、遺体を載せて青山が執刀、解剖した。猛烈な暑さで汗まみれ、血まみれで臓器を調べる。青山は必死だった。元東京大学医科学研究所長の小高健は著書『傳染《でんせん》病《びょう》研究所　近代医学開拓の道のり』に次のように記す。

「感染防止用のゴム手袋などはないので傷口保護用のコロジウムを用い、希塩酸を加えた昇汞水《しょうこうすい》で汚れた手を洗うだけだった。このような悪条件下であったが、青山は二週間に一九体を解剖し、四五名の患者を診察した」

北里は、遺体の血液と腫大したリンパ節（腺腫《せんしゅ》）に細菌発見の狙いを絞っていた。

解剖開始のわずか四日後、「余（わたし）はその鼠蹊《そけい》腺腫心臓内血液、肺脾《はいひ》肝《かん》の諸臓器を採りてこれを検したるに一種の細菌おびただしく存在せるを認めたり」（「ペスト病の原因調査第一報告」一八九四年七月三一日官報）と、ペスト菌を発見し、内務省宛に電報を打つ。世界的大発見であった。が、しかしペスト菌を発見したのは北里だけではなかった。数日後、パスツール研究所から派遣されたイェルサンもペスト菌を見つける。

日仏の学者がしのぎを削るなか、青山と助手がペストを発病した。助手は妻に「この病に罹る者は十中八九人必ず死を免れず」と遺書を送り、錯乱状態に陥った。看護人の中国人を見て「支那のスパイだ。鞄の短刀でやっつける」とわめき回る。周囲が慌てて短刀を取り上げた。青山の病状はさらに重く、二つの棺桶が用意された。青山は皮膚膿瘍《のうよう》を二九回も切り開かれる。香港の医師と看護師、調査団員の懸命な看護で青山と助手は九死に一生を得るも、中原某という医師は帰らぬ人となった。細菌の現地調査は命がけであった。

北里は、青山が快方に向かうのを見届け、七月三〇日に帰国する。その五日前に日本海軍と清国軍が豊島沖で戦火を交え、日清戦争が始まっていた。八月一日、日本は清国に宣戦を布告する。「富国強兵」を掲げる日本は帝国主義の轍にはまり、大陸へ進出していく。

青山が日本に帰ったのは八月三一日だった。北里に遅れること一か月、「とり残された」という恨みがなかったと言えば嘘になるだろう。

†ペスト菌の真理はどこに――論争の多重奏

北里は帰国後、やっかいな学説上の真偽論争を引き起こす。香港でのペスト菌の同定に際し、北里は菌の分類の基本とされるグラム染色をしていなかった。一刻も早く、大発見の栄誉に浴し、設立間もない伝染病研究所の名を高めたかった。一方、イェルサンはグラム染色をして陰性と発表した。しばらくして北里は自分の菌（北里菌）はグラム染色では陽性でイェルサンの菌とは違うと主張し始める。

青山は、北里の説に反旗をひるがえした。東京帝国大学紀要にドイツ語の論文を載せ、北里の理論上の弱点を衝き、イェルサン菌こそがペスト菌だと断言する。かつての師、緒方正規は台湾でペスト調査を行い、病原はイェルサン菌であり、ノミが感染媒介すると動物実験で証明した。脚気論争とは攻守ところを換え、緒方が北里を攻め立てる。

最終的に北里自身が神戸に上陸したペストを再調査し、イェルサン菌が正しいと認めて論争に決着がつく。では、北里はペスト菌を発見しなかったのかというとそうではない。北里が香港で採取した菌の培養には確かにペスト菌が存在した。しかし「日本へ持ち帰った培養はいつのまにか雑菌に圧倒されて、グラム陽性に化けてしまったものらしい」と弟子の高野六郎は座談会で語っている。ペスト患者は肺炎球菌などとの混合感染に陥りやすく、北里が使った検体にも肺炎球菌が混じっていたようだ。間違いなく北里はペスト菌を発見していた。師匠のコッホに送った試料からは純粋なペスト菌が見つかっている。

細菌発見の先陣争いには、北里と東大閥との確執や、内務省と文部省の対立、コッホとパスツールの競合関係など、政治とつながる人間模様が投影されていた。二一世紀の現在、国際的な政治に経済もからみ、より複雑な競争がくり広げられている。

†反逆の大検疫

日清戦争が終盤に近づき、清国との講和が現実味を帯びてくると、陸軍はもう一つの戦の準備に取りかかった。戦争が終われば、コレラやチフスが猛威をふるう中国から二三万人余りの兵士が船で帰ってくる。上陸前に水際で伝染病を止めなければ大流行が起きる。大々的な検疫で伝染病を食いとめる必要がある。厳しい戦いだ。

だが、世界の国でこれほど大規模な軍隊の帰国検疫を成し遂げたところはなかった。手本は見当たらない。全責任が陸軍省医務局長に上りつめた石黒忠悳の双肩にかかった。大検疫事業を遂行するには、現場であらゆる圧力に屈しない見識と度量を備えた責任者が不可欠だ。石黒は、この男しかいないと白羽の矢を立てる。後藤新平だった。

ところが後藤は、天国から真っ逆さまに奈落に墜ちたような境遇にあった。奥州の旧相馬藩主の死をめぐるお家騒動「相馬事件」に連座し、衛生局長の地位を奪われて、半年以上も獄につながれたのだ。裁判で無罪となったが、医学界では北里と金杉ぐらいしか援《たす》けてくれなかった。長与には見放された。二度と官僚にはなるまいと後藤は誓う。

石黒は、そんな後藤を広島の大本営に呼び寄せた。帰還兵の検疫事業をやってくれぬか、ともちかけると「やりませぬ」と後藤は断った。森林太郎ら東大閥の軍医の風下に立つのを拒んだ。「牢から出て、すぐに陸軍軍医の終身官に就いたと言われちゃ、まことになんですから、お断りします。陸軍は嫌です」。もとより検疫の大切さは重々承知している。

石黒は各方面に掛け合い、後藤のために内務省の諮問機関、中央衛生会の委員ポストを用意した。陸軍と無関係のまま検疫を差配する「事務官長」に就いてくれ、と後藤に迫る。

三顧の礼を尽くされ、後藤は事務官長を引き受ける。陸軍軍医、東大閥への反逆を隠さず、大検疫事業に挑むのだった。

†検疫の鍵は「島」

そもそも検疫業務は、凱旋兵を乗せた輸送船が沖合に見えたところから始まる。沖に停めた船に検疫官が乗り込み、感染症患者や死者の有無を「臨検」する。患者は運搬船で「避病院（隔離病舎）」へ、遺体は屍室《ししつ》に送り、船内の消毒を行う。患者の所持品は大蒸気汽缶（大ボイラー）での「消毒」、もしくは「焼却」に回す。焼却物は目録に付け、値段を定めたうえで処分し、あとで補償する。臨検が終わると人員の上陸、荷物の陸揚げに移る。

無症状の兵員は艀《はしけ》で本船から「島」の検疫所に送られ、すぐに沐浴で身体を消毒する。入浴中に衣類や携行品は蒸気汽缶か薬品の消毒に回す。入浴時間は二〇分程度。原則的に健康体で物品消毒が終われば、検疫所を出て帰還を許されるが、乗ってきた輸送船内に一人でも感染者がいたら、「停留舎」に入る。停留の日数は五日。その間に発病者が出れば、避病院に隔離し、他の者も四日間停留が延長される。これらの検疫にかかわる医官や下士官、兵卒は常に自身が感染しないよう細心の注意を払い、任務をこなす。

現代の検疫作業も基本的には同じ流れだ。しかし、二〇二〇年二月、横浜の大黒埠頭に入ったクルーズ船に対しては「島」の検疫所に当たるものがなかった。乗客、乗員は船内に二週間以上も留め置かれ、新型コロナウイルス感染のホット・スポットと化す。「停留舎」や「避病院」のような隔離施設がいかに重要か、時空をこえて私たちは思い知らされた。後藤の実行力と采配の妙は緊急時のリーダーシップの参考になるだろう。

事務官長に就いた後藤は、一連の検疫チャートを脳裏に描き、壮大な検疫施設を瀬戸内海の三つの島に突貫工事で建設させた。

広島沖の「似島《にのしま》」二万三〇〇〇坪の敷地には消毒部一四棟、停留舎二四棟、避病院一六棟、さらに事務所、兵舎、炊事場、トイレなど一三九棟を建てる。下関にちかい「彦島」は全一五三棟、大阪近郊の「桜島」は一〇九棟。建設に与えられた期間は、わずか三か月だった。後藤の女婿、鶴見祐輔は伝記『後藤新平』にこう記している。

「その間に、海を埋め、樹を切り払い、地ならしをし、家を建て、屋根を葺《ふ》き、諸道具一切を運び込み、電信、電話、電灯の設備をなし、加うるに、その間にまったく類例なき大消毒缶を製造して備えつけるというのだから、まさに太閤（豊臣秀吉）の一夜城にも比すべき大工事であった」

†八面六臂の後藤新平

施設の建設現場は死にもの狂いだ。後藤は似島に陣取って、職工を励まし、ときに怒声を張りあげ、指揮を執る。気がつけば四三日間連続して寝床に入っていなかった。とくに消毒作業の核となる大蒸気汽缶の設置に心身をすり減らした。

川崎造船や石川島造船などが製造した蒸気汽缶は、検疫が始まると作業員が二交代で張りつき、昼夜兼行のフル稼働となる。その消毒効果が高ければ、兵士の携行品をきちんと殺菌でき、入浴後の待ち時間も短縮できる。検疫の効率が上がるわけだ。従来は「摂氏一〇〇度で一時間」が消毒の目安だった。後藤は、これを大幅に短縮しようと「高圧、高熱」の汽缶を発注していた。納品した製造会社は、いずれも十分効力がある、と胸を張る。

だが、後藤は消毒実験で効果を確かめなくては承知できなかった。陸軍軍医部が実験を買って出ようとすると、後藤は拒否した。軍医部の権威主義で真実が曲げられるのを恐れた。角が立つのもかまわず、全幅の信頼を寄せる北里柴三郎に、据え付けた消毒汽缶の試験を依頼した。反逆の大検疫である。北里は、病原菌中もっとも抵抗力が強く消毒が難しいとされる炭疽菌《たんそ》の萌芽を使った実験にとりかかる。炭疽菌に萌芽糸が出ると、それを布にくるんで未消毒品のなかにさし込んで汽缶内に入れ、稼働させた。その後、萌芽糸を寒天培養器に移して炭疽菌が生じるかどうか見極める。北里は、後藤に告げた。

「蒸気の流通量や消毒を妨げる物を除去して、汽缶内に蒸気を充満させるように留意すれば、三〇分以内で完全な消毒が行える」

後藤は、全国六師団から一一一七人の検疫兵を集め、そのなかから優秀な下士官六九人を神戸と門司《もじ》に集めて徹底的に教育をする。自ら「消毒法論」「コレラ要論」「船舶消毒須知」などの冊子を使って伝染病の概論、検疫消毒の手だてや自衛の方法を詳しく講義した。軍医たちには三か所の島の検疫所で実地訓練を積ませる。帰還兵が戸惑わないよう検疫所の平面図に順路を入れたリーフレットを二五万枚印刷させた。

準備が整うと、後藤は大デモンストレーションを敢行する。

いつの時代も感染症関係の建物は「迷惑施設」と嫌われがちだ。帰還兵の検疫所に対しても、予算が過大だ、運輸や通信が滞る、凱旋兵を迎える作法ではない、と批判の声が高まった。検疫自体を軽んじる風潮も強かった。帰還兵が強引に検疫を突破したら、また西南戦争後のコレラ大流行と同じ轍を踏む。世間一般の人びとの理解が不可欠である。

検疫開始の前日、後藤は似島の大検疫施設を一般公開する。前もって招待状を送った人たちを広島・宇品港から四キロ沖合の似島まで、小汽船と艀でひっきりなしに送り届け、施設内を案内した。蒸気汽缶を試運転し、医官が効用や消毒の安全性をわかりやすく解説する。地元の名士たちをビール菓子でもてなす。施設公開はスタッフの予行演習も兼ねている。検疫兵は一般客の前で本番さながらの実習をし、自信をつけた。

「おおー。これは大したものだ。コレラにも立ち向かえる」と参加者は驚きの声をあげ、一日で一八〇〇人が見学した。世間の偏見もかなり解消されたようだ。

いざ、検疫が始まると蒸気汽缶に不備が見つかり、修繕に手間取った。似島の沖に輸送船が五隻、六隻と溜まってしまう。「早くしろ」と軍人たちは急き立てる。大陸で待つ将軍からは「大連、旅順に諸兵集積し、容易ならざる大害を起こすべし。大局をみて敏速の処置を要す」と電報が入る。高圧的な飛電には「馬鹿め、くそを食えと回答しろ」と後藤は取り合わなかった。蒸気汽缶が直り、検疫機能が回復したところに台風が襲いかかる。

仮の堤防を築いて検疫所は辛うじて守られた。屋根を葺き替え、浸水した床下の汚物を取り除いて消毒をする。塵芥《ちりあくた》を焼く火は三日三晩、燃えつづける。後藤は介入してくる軍人と大喧嘩をしながら検疫事業を進めた。

†「公共の思想」に基づいた伝染病対策

一八九五年六月に始まった大検疫は、約三か月で終わった。その間に検疫を通過した帰還兵は二三万二三四六人、検疫船舶数六八七隻、そのうち患者を乗せてきた船二五八隻。真性コレラ患者は三六九人、疑似コレラ三一三人、腸チフス一二六人……と記録が残っている（前掲『後藤新平』）。この年、日本のコレラ患者数は五万五一四四人で、四万一五四人が亡くなっている。やはり日清戦争がコレラを流行らせたといえよう。

ただ、この五年前には平時でありながら三万五二二七人がコレラで亡くなっており、もしも大検疫事業が実施されていなかったら、死者数はどこまで増えていたか想像もつかない。翌年からコレラ死者数は数百人台に激減している。

大検疫事業を完遂した後藤は、内務省衛生局長に返り咲いた。と同時に水際作戦の限界を口にする。公衆衛生を高めるには、安心して医療にかかれる保険が必要と唱え、国民皆保険への布石を打つ。根本的な病原菌予防は、都市の衛生環境、上下水道や道路、家屋の設計などにかかっていると再認識し、都市づくりへの思いを深めた。

後藤の都市づくりは、日清戦争の勝利で日本に割譲された台湾へ民政局長（のち民政長官）として赴任して花開く。台北は見違えるほど清潔な街に変わった。内務省の枠を飛び出した後藤は、台湾の民政長官から南満洲鉄道総裁に転じ、泥濘《ぬかるみ》の街だった大連や旅順、新京を欧州風の石造りへと変貌させる。内地に戻って逓信大臣をふり出しに内務大臣、外務大臣、東京市長、関東大震災の直後はふたたび内務大臣に就いて「帝都復興計画」を瞬く間に立案。人間の集団が生きのびるための「公共の思想」を政策に反映させていった。

一方、日本の伝染病対策は、一八九七年の伝染病予防法制定で骨格が変わった。コレラやチフスなどにペストと猩紅熱《しょうこうねつ》を加えた八つの伝染病の措置と費用負担について、国や都道府県の義務と責任が明記されたのだ。これで患者の発見や消毒、隔離、入院が警察の手を離れ、医師の判断や指示へと移る。予防と防疫のしくみが徐々に整った。

一八九九年に海港検疫法が施行され、検疫所の常設が実現する。外国の干渉を受けずに恒常的な検疫ができるようになった。さらに下水道法と汚物掃除法も成立し、汚水やごみ、汚泥、し尿の処理が定められた。

北里率いる伝染病研究所では、志賀潔《きよし》が赤痢菌を発見し、弟子たちは順調に育った。伝研の所管が大日本私立衛生会から内務省に移り、国立伝染病研究所の看板がかかる。伝研は、血清薬院（ジフテリアなどの血清製造所）と痘苗《とうびょう》（天然痘ワクチン）製造所を合併し、傘下に入れた。芝区愛宕町から白金台町に移転し、北里の指揮で日本最大の血清、ワクチン製造所が稼動する。伝研は、血清やワクチンの販売で資金面でも自立に近づいた。

これらの対策が効果を高め、明治が終わるころにはコレラの大流行は影を潜めた。

†学閥の魔手

一九一二年七月、明治天皇が六一歳（満五九歳）で亡くなり、皇太子嘉仁が践祚《せんそ》して「大正」と改元された。日露戦争（一九〇四〜〇五年）の勝利から七年が過ぎ、国民のなかに「世界の日本」という自意識が高まった。維新以降の「模倣」「欧化」「輸入」に別れを告げ、「独創」「感化」「輸出」に転じなくてはならない、と文化人は説く。

もっとも、政府は、日露戦争の戦費調達で莫大な債務を抱えながら、陸海軍の軍備増強の圧力を受けていた。一九一四年七月、オーストリアとセルビアの衝突を機に戦火が欧州全土をおおった。第一次世界大戦の開戦である。日本の指導層は「千載一遇」「天祐」と手を叩く。維新の元勲の一人、井上馨《かおる》は「天祐を享受」せよ、「近年ややもすれば日本を孤立せしめんとする欧米の趨勢《すうせい》を、根底より一掃せしめざるべからず」（『世外井上公伝』）とチャンスを生かして国際的地位を高めよ、と主張した。八月に同盟国のイギリスから参戦要請を受けると、大隈重信《おおくましげのぶ》内閣は二日も経たないうちに応諾する。

好機到来と沸きたつなか、大隈内閣は軍事費の増額を視野に入れ、無駄な行政組織の統廃合や、事務運営を簡素化する行政整理に手をつけた。

そして、一〇月四日、北里柴三郎には寝耳に水の閣議決定が行われる。「伝染病研究所の内務省から文部省へ移管」が決まったのだ。伝研は文部省に移管後、東京帝大医科大学に付置されるという。医科大学長は、香港でペスト菌発見後疎遠になった青山胤通である。

首相の大隈に呼ばれて閣議決定の内容を告げられた北里は、憤慨して戻ってくると、「必ず運動している者がいる。大学の青山が大隈を動かした」と側近の北島多一《たいち》（のちの第二代日本医師会会長）に洩《も》らした。それまでにも歴代政権で、文部省移管案は何度か持ち上がった。その都度、北里は理を尽くして拒絶した。

そもそも伝研は、伝染病予防事務に関する審議機関として設立された組織だ。教育とは無関係。内務省が伝研を所管してこそ伝染病の予防、撲滅が図れる。伝研は国立とはいえ、「国庫に負うところ極めて僅少」である、と北里は説き、文部省移管を退けてきた。血清やワクチンの製造、販売で糧道を確保し、自立的な経営ができていたのである。

しかし、ついに文部省―東大閥―陸軍が、わが軍門に下れ、と政権と連携して最後通《つう》牒《ちょう》を突きつけてきた。陸軍軍医総監・医務局長に上りつめた森林太郎（鷗外）も一枚かんでいた。北里は、東大閥の傘下に入る気は毛頭ない。研究の自由を奪われるのは明らかだった。東大には移らず、独立しようと腹をくくる。世にいう「伝研騒動」が勃発した。

北里は、盟友の後藤に相談をした。この際、文部省に移ってもいいではないか、と後藤は応じたが、北里が血清やワクチンを製造するための動物を飼って研究室を建て、積立金を使って独立すると言うと、後藤も賛成した。北里の右腕である北島は、新たに血清とワクチンの製造、販売の申請を警視庁に出し、許可を受ける。政治家や内務省の官僚が青山との話し合いを求めてきたが、北里は頑として受けつけなかった。

大隈に辞表を出した北里は、一〇月二〇日、伝研の研究員、職員に向かって語りかけた。

「いまや世界の大勢に逆行し、研究所存立の意義を破壊する政府の措置にあい、ここに研究所を去らざるをえざるに至ったのは、情においてはまことに忍びがたきものあるも、公人としてまた学徒として、たしけく抱ける主義信念にそむくあたわざるを諒とせられたい。余は昨日断然職を退いた。しかしながら諸君はなお春秋に富む。……進退のことはよろしく慎重に考慮し、……学問のためいよいよ奮励せられんことを望む」

北里の真情あふれるスピーチに所員は心を打たれた。北島多一、志賀潔、秦佐《はたさ》八郎《はちろう》、梅野信吉ら技師、技手は全員辞職し、北里と行動をともにする。一一月五日、北里は私費を投じて「北里研究所」を立ち上げる。一年後、芝白金三光町に新研究所は完成した。

†文部省―東大閥―陸軍体制に呑み込まれた伝研

文部省に移管された伝染病研究所の所長には青山が就任した。事務方のトップは文部官僚である。青山は「移管の張本人は我輩ではない」とことわり、こんな談話を残している。「我輩は所長の株ではないが、当分やってみるさ。……元来日本の血清は高すぎて、貧民患者には注射できず、公衆衛生上の欠陥となっている。北里の方は民間事業だから、血清値下げは難しかろうが、北里も血清を安くするには同感であろう。北里は実際偉い。あれだけの人間を連れていって月給をやるなど、我輩など及ぶべくもない」(「医界時報」一九一四年一二月一九日号)。青山の北里称賛は話半分に聞いておかねばなるまい。翌年、青山は伝研の血清値下げを断行し、北里研究所は経営的に圧迫される。

文部省の伝研所員は、所長の青山を筆頭に東京帝国大学や陸軍との兼任がほとんどだった。九人の主任研究員のうち専任は二人だけだ。血清、ワクチン製造部門は森林太郎の斡旋で陸軍軍医の八木澤正雄と城井尚義が担当した。若手研究員は、東京帝大の内科や、駒込病院、軍医学校から採られる。伝研を舞台に陸軍と東大閥の人脈が形成された。

伝研騒動は政界に飛び火する。一二月一〇日の衆院本会議で、野党だった立憲政友会の清水市太郎は、こう質問した。

「北里のおかげで伝研は、パスツール研究所、コッホ研究所と並んで世界の三大研究所といわれるようになった。北里になんら相談せず、一片の通牒で組織を変更するのは国家が天才を遇する途ではない。内務省衛生局は伝研の研究を基にして衛生の方針を立てている。またコレラや腸チフスなどの伝染病が発生したときに、所管違いの文部省と官僚的往復文書でやりとりするのでは、国家の衛生に対し無責任なやり方ではないか。学理の蘊奥《うんおう》をきわめる大学と学理を実地に応用し、大学の教室ではとうていできないことをする伝研では、目的がまったく違うのではないか」

文部大臣の一木喜徳郎《きとくろう》は、「政府は学者を尊重している。所管変えは学者の研究には何の差し支えもない」と押し返す。一二月一五日の衆院本会議では政友会の代議士で医師の若杉喜三郎が賛同者三一名とともに提出した「質問主意書」の説明を行った。若杉自身、東京帝国大学医科大学の卒業生である。

「青山学長は私情をもって公事を犠牲にし、医科大学長として衛生行政の運用と伝染病の研究を著しく阻害した。その他の教授も平然として後任者を送り込み、反省するどころか、学閥をつくって地位の安泰を図っている。伝研には世界的な発見があるのに大学教授には業績がなく嫉妬心を持っているだけである。配下の助教授、助手は教授の鼻息をうかがっている。こういう薫陶を受けた学生が社会に出ることを考えると、大学は広く世道人心に悪影響を及ぼしているといえる。なぜ政府は大学の教授に対して懲戒を加えないのか」

この問責への政府の回答は、「質問のごとき事実なし」の一行であった。

しかし、若杉の質問は、医学界のパターナリズムの弊害を鋭くえぐっていた。世界の研究所は、コッホ、パスツール、北里のような強力なリーダーを頂点に部下が総力を結集している。かたや東京帝大医科大学では、内科や外科の講座ごとの教授は同格同等で、それぞれの教授の下に助教授、助手の序列ができ、「教授の鼻息」が過大視された。

いわゆる「医局講座制」の権威主義が、医学界をおおい尽くしていた。明治の初め、お雇い外国人の教官に師事した日本人学生は、卒業後、ドイツを中心に海外へ留学した。かれらが帰国すると、次第に外国人教官にとってかわる。明治中期、帝国大学は、二〇の医学講座を設け、一六人の教授を就任させた。教授たちは附属病院では各診療科のトップに収まり、助教授、助手を従えて「医局」を束ねる。こうして診療と、教育の講座が重なり、どちらも医局単位で行われて、医局講座制ができあがった。

医局講座制は効率よく医学を浸透させるメリットを持つが、結果的に閉鎖的で家父長主義に染まった医師集団を生んだ。教授の胸三寸で、配下の働き先や序列が決まり、忠誠心が試される。若杉の青山糾弾には、私情で左右される医学界への怒りがこもっている。

伝研の文部省、東京帝大への移管は、別の見方をすれば、総合研究が医局講座制に呑み込まれたといえるだろう。教授が診療と教育を支配する医学界の強権的体質は、やがて軍靴の音の高まりとともに日本の伝染病研究を、戦慄の人体実験へとねじ曲げる。

第一次世界大戦中、戦火が及ばない日本は連合国側で「大戦景気」を謳歌した。開戦後わずか五年間で日本の国内総生産は約三倍に増え、工業生産高は五倍増を記録する。「輸出」が成長の原動力だった。産業界は欧州に軍需品を送り、生産体制が崩れたイギリスに代わってアジア諸国に綿製品を売る。日露戦争の戦費調達で借金まみれだった日本は、一躍、債権国に変わった。「世界のなかの日本」「一等国の仲間入り」と民草は喜んだ。

だが、またしても戦争から平和への時代の変わり目に恐るべき伝染病がパンデミックを起こし、世界は震え上がる。史上最悪のインフルエンザ、「スペイン風邪」が襲来した。

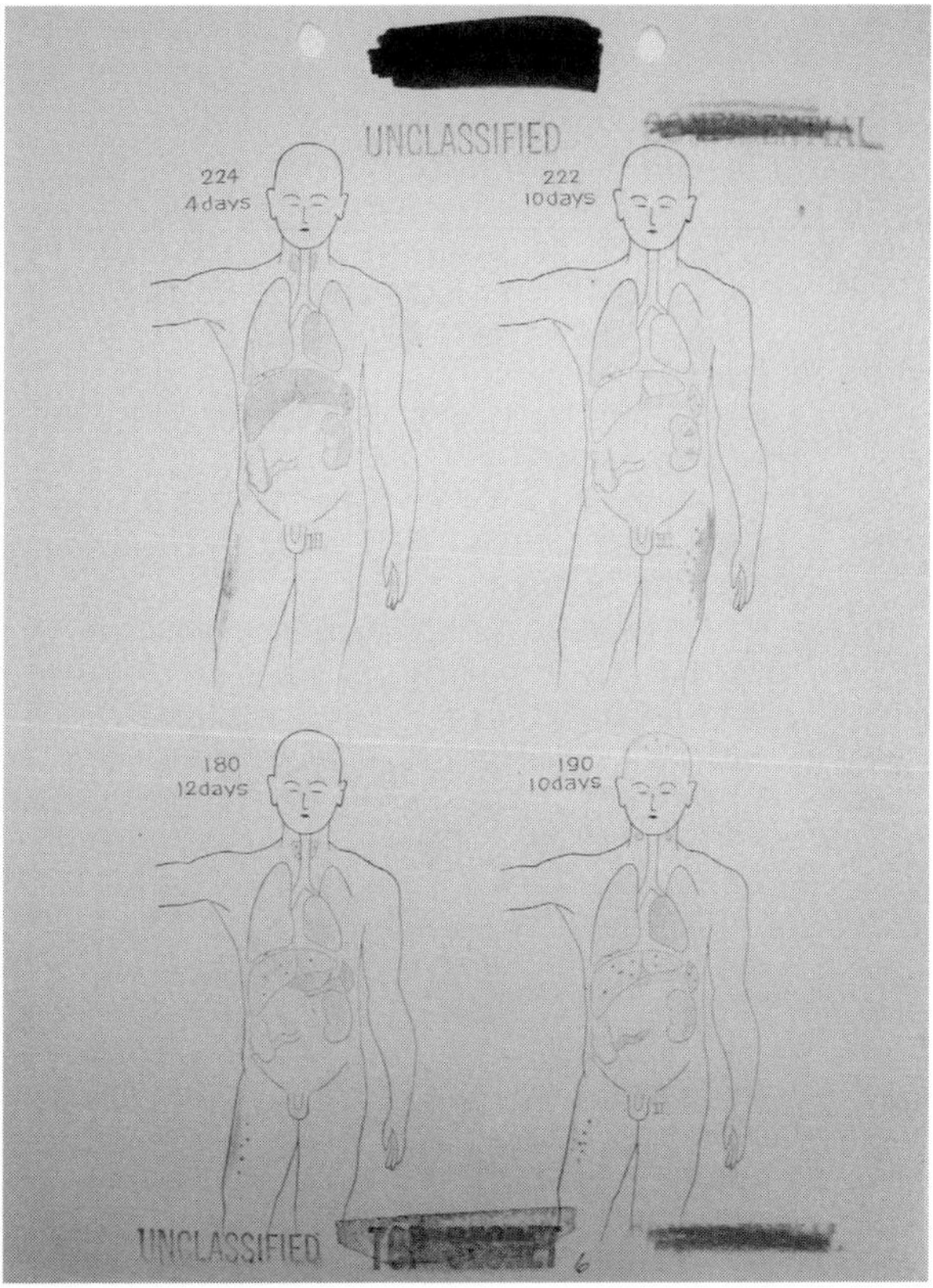

第三章

「七三一部隊」は消えていない

〈医学の両義性〉

731部隊によるペスト菌兵器の開発のための解剖記録（米議会図書館所蔵。共同通信社提供）

年	事項
1918－19	スペイン風邪（P） A/H1N1米で発生。死亡者4000万人超（1918－21の日本における死亡者は内務省推計で約38万人）
1925	ジュネーブ議定書で生物兵器の使用禁止
1927	健康保険法の施行
1929	東京第一衛戍（陸軍）病院、陸軍軍医学校、牛込区戸山町（現・新宿区）に移転
1933	ヒトインフルウイルスが初めて分離（確認）される
1936	関東軍防疫部（731部隊）発足。初代隊長・石井四郎。生物兵器の開発、人体実験へ
1945	東京第一陸軍病院、厚生省移管、東京第一病院に改称（現・国際医療研究センター）
	敗戦直後の日本で、コレラ、発疹チフス、天然痘など流行
1946	GHQ 覚書にて衛生機構改革、保健所の機能強化へ
	731部隊の石井らGHQへのデータ提供と引き換えに戦犯訴追を免れる。社会復帰、復権へ
1947	東大伝研の一部が独立し、厚生省所管の予防衛生研究所（現・国立感染症研究所）設立
1949	ソ連によるハバロフスク裁判で731部隊が裁かれる
1950	731部隊の元軍医、内藤良一「日本ブラッド・バンク」（のちのミドリ十字）設立
1952	朝鮮戦争で米軍が731部隊の「成果」を利用して細菌戦、と国際科学委員会が報告
1989	陸軍軍医学校跡地の国立予防研究所（現・国立感染症研究所）建設工事現場で100体以上の人骨見つかる

（※P＝パンデミック、A/H○N△＝A型インフルエンザウイルス）

†大衆の誕生と感染症の襲来

一九一八（大正七）年、日本の人口は五六〇〇万人をこえ、労働者や農民、商人をひとくくりにした「大衆」が社会の中心にせり上がった。「米騒動」が大衆の時代の到来を告げる号砲だった。七月、米価の高騰に苦しむ富山の女性荷役（陸仲仕）が米の積み出し停止を求めたのを発端に、騒動は北陸から三府一道三二県に広がる。商社や米問屋の打ちこわし、炭鉱の暴動へとエスカレートし、軍隊の出動が七〇か所に及んだ。

指導層にとって、拳を振り上げ「人間らしく生きたい」と叫ぶ大衆は「火」のような存在であった。その熱量を上手く使えば権力を握れるが、使い方を間違えれば破滅に追い込まれる。従順な衣を脱ぎ捨てた大衆は時勢を動かした。もともと英語の「マス」を表す日本語はなかったのだが、仏教で多数の僧侶や宗徒をさす「大衆《だいしゅ》」があてられると、新語はモードとなる。大衆酒場に大衆運動、大衆文芸……そんな時代の移り目に史上最悪のインフルエンザ、「スペイン風邪」が襲いかかったのである。

感染症とのたたかいは、政府が大衆に提供する情報で左右される新たな段階に入った。感染の制御が「情報戦」の色を濃くする。鍵を握るのは、政府に検閲されるメディア、新聞だった。結果的に第一次世界大戦下のスペイン風邪のパンデミックは、参戦国が情報統制したうえに治療法もなく、膨大な死者を出し、多くの教訓を残した。

日本の新聞を見ると、まるで二一世紀の新型コロナウイルス感染の「予告編」みたいな記事が並んでいる。まず、一九一八年四月、台湾巡業中の大相撲力士三人がスペイン風邪で亡くなり、休場力士が続出した。一〇月ごろに毒性の強い欧州型ウイルスが入り、感染は急拡大。一一月には、演劇の大衆化を導いた劇作家の島村抱月が発症し、四八年の生涯を閉じる。パートナーで女優の松井須磨子は、支えを失い、二か月後に自ら命を絶った。ファンは須磨子の「カチューシャの唄」のレコードを蓄音機にかけて追慕する。

スペイン風邪は第一撃だけでは終わらず、第二、第三の波が押し寄せ、国際航路の客船でも感染爆発が起きた。

「わが労働代表を乗せたサイベリア丸にも周知のごとく多数の患者を出し、いたましい悲劇が演ぜられている。またこれが出迎えをなさんとする家族の人びとにも多数の患者あり。鎌田（永吉）代表一家のごときは枕を並べて病室に呻吟《しんぎん》している」（東京日日新聞一九二〇年一月一三日付）。前年一〇月、ワシントンで開催されたＩＬＯ（国際労働機関）の第一回国際労働会議に出席した日本代表が、サンフランシスコで東洋汽船のサイベリア丸に乗船し、ホノルル経由で横浜に帰航する途中、船内で感染が広がったのだ。

三等乗客七〇〇人中八〇名が発病し、八人が亡くなったと報じている。なかでもカリフォルニアに出稼ぎ中の家族の話が涙を誘う。過酷な労働で夫は肺結核にかかり、ひと足早く帰国した。病は癒えず、危篤の電報が妻に届く。妻は臨月の身重で三歳の長子の手を引いて船に乗り、夫の訃報が届く前に産気づき、船内で男児を産んだ。しかしインフルエンザにかかって、産褥《さんじょく》に苦しみながら黄泉へ旅立つ。あとには二人の子どもだけが残された。

†このマスクは「いつか来た道」

政府は、市民に自衛を求め、ポスターで「うがい、マスク、人混みを避けよ」と促す。

「警視庁ではいまや不眠不休の姿でこれが撲滅に腐心し、昨日は午後三時より内務省に会合して善後策を協議した。……印刷物その他の宣伝により極力市民の自衛を喚起し、なお最後の手段として国費をもって全市民にマスクを配布し、強制的にこれを実行せしむることに内定した」（出典前同。傍点筆者）。最後の手段が国費投入によるマスク配布と強制的な装着である。その傍ら「命のとりで」の大病院は「感冒患者を忌避」した。門前払いされた患者が行き倒れた話がつづられている。

「帝国大学附属医院をはじめ赤十字病院、泉橋病院（三井記念病院の前身）のごとき設備整える一流の病院は、こぞって『流感患者入るべからず』の掲壁を設け、入院はもとより外来患者に至るまでこれが診療を喜ばざる風がある。その口実は『流行性感冒は猛烈な伝染性を有しているので他の患者が迷惑する……』。昨日の正午、死に迫った一人の貧者が泉橋病院に担ぎ込まれたが彼はこの冷たき運命に慟哭しつつ門前で絶息した」（出典前同）

客船内の感染爆発に、政府のマスク配布、大病院の診療拒否による患者の死亡、と一〇〇年後の新型コロナ禍でも同じことが反復される。社会は進歩しているのだろうか。

被害が甚大なのは、当時の医学ではインフルエンザの病原体、ウイルスの存在が解明されておらず、ワクチンも治療薬もなく、患者の隔離も不徹底だったからだ。ウイルスの発見は一九三一年の電子顕微鏡の発明後まで待たなくてはならなかった。

もっとも、患者の鼻腔粘液や喀痰《かくたん》からは何種類もの細菌が分離されており、そのうちのどれかがインフルエンザ菌だと医学者は考えた。新設の北里研究所は、分離される割合の高かったパイフェル氏菌を病原体と断定し、その菌でワクチンをつくる。対抗する東京帝大伝染病研究所は、病原体を確定しないまま「予防液」としてパイフェル氏菌と肺炎双球菌の混合ワクチンをこしらえ、発売にこぎつけた。互いにわがワクチンこそ効力が高いと論争をくり広げる。当時からワクチンは研究所の利権だった。

どちらのワクチンもウイルスとは無関係だから、虚しいバトルではある。しかしながらワクチンは約二〇万人に投与され、発病は阻止できなかったけれど死亡率を下げる効果はあったともいわれる。重症化による細菌の二次感染を防いだのだろうか。内務省衛生局が編集した『流行性感冒「スペイン風邪」大流行の記録』は、一九一八年八月から二一年七月までの三度の流行で日本では三八万八七二七人が亡くなったと記す。人口学者の速水融《はやみあきら》は死亡者数を約四五万人と推定している。

戦時下のウイルス

そもそもスペイン風邪の発生源は、どこだったのだろうか。地理的起源は諸説ある。アメリカの医学史家アルフレッド・クロスビーは、カンザス州ファンストン基地（現・ライリー基地）で発祥したとみる。一九一八年三月、基地内の診療所に発熱や頭痛を訴える兵士が殺到した。四八人の患者が死んだが、カルテには肺炎と書かれる。インフルエンザ患者の第一号は豚舎の清掃兵だった。ウイルスを保菌するカナダ雁がカンザスに飛来し、ウイルスが豚に移る。豚の体内で変異したウイルスがヒトに移って感染したと推量される。

イギリスの細菌学者ジョン・オックスフォードは、第一次大戦中に北フランスに駐屯していた英軍が震源地と説いた。カナダの歴史学者マーク・ハンフリーは英仏軍が西部戦線で九万六〇〇〇人の中国人労働者を使役していた史実を突きとめ、中国人労働者の呼吸器病がカナダ経由で欧州に入って兵士に感染したと唱える。

いずれにしても欧州戦線の兵士の移動とともにウイルスは伝播し、六月ごろまでに全世界を席巻した。ドイツ軍と連合国軍が対峙した西部戦線の塹壕では、若い兵士が銃剣を抱えて身動きできないまま死んでいく。戦闘よりも病に斃《たお》れる兵士のほうが多かった。大戦中、ロシアでは革命が起き、社会主義政権が樹立される。第一次大戦には七〇〇〇万人以上の兵士が動員され、総力戦がくり広げられた。戦車、飛行機、毒ガスなどの新兵器が投入されて、戦闘員九〇〇〇万人以上、非戦闘員七〇〇〇万人以上が死亡する。スペイン風邪はウイルスが変異して毒性が強まり、流行は一九二一年ごろまで断続的につづいた。

大戦中、多くの国が情報を統制して感染拡大を隠す一方、中立国のスペインは大流行を自由に報じた。そこから「スパニッシュ・インフルエンザ」の呼称がつき、スペイン政府は強く抗議したのだが、世界的に定着してしまった。当時の世界人口約一八億人の三分の一から半数が感染し、最近の米国ワシントン大学の病理統計学者の研究によれば、アジア・アフリカ地域を含めて五一〇〇万人から八〇〇〇万人が死亡したとされる（『感染症の世界史』）。じつに世界人口の三～五パーセントちかくが亡くなったことになる。

†パンデミックが米国大統領を襲う

戦時下のパンデミックは歴史の流れを変えた。

最前線で猛威をふるうインフルエンザは、軍隊の戦意を殺いだ。米軍の移動病院の外科医は、一九一八年一〇月一七日の日記にこう記す。

「当師団ももうじき限界だ。病室という病室は機関銃でやられた負傷者でいっぱいだ。雨、泥、フルー（インフルエンザ）、そして肺炎。……そこにはあらゆる種類の感染症患者がおり、彼らは何ら感染防御の手だても施されず、イワシの缶詰のようにぎっしり病室に詰めこまれていた。たったひとりの眼科医が数百人の絶望的状態の肺炎患者の面倒を見ていた。彼らはまるごと死にかけており……」（『史上最悪のインフルエンザ』）

この記述の二五日後、休戦協定が発効する。感染症が戦闘終結の鐘を鳴らしたのである。

そして翌一九一九年一月、パリのヴェルサイユ宮殿で戦後処理の講和会議が始まった。

戦勝国の米・英・仏・伊・日の五か国が重要問題を討議することになったが、日本は現職の首脳や閣僚を派遣せず、受け身だった。イタリアも自国に関わる問題以外には消極的で、米英仏の三巨頭が密室会談で意見をぶつけあう。

アメリカのウッドロウ・ウィルソン大統領は「和解の平和」を唱え、「秘密外交の撤廃」「民族自決」を反映させた一四か条の平和原則を公表する。これに対し、イギリスで挙国一致体制を築いたロイド・ジョージ首相と、大戦で甚大な損害を被ったフランスのジョルジュ・クレマンソー首相は「総論賛成、各論反対」で抵抗した。

焦点は、敗戦国ドイツの処遇であった。クレマンソーは、ドイツの産炭地、ザール地方の領有と、戦費・賠償金の全面的履行、ライン川左岸の占領を主張した。ウィルソンは、ドイツが産業力を保つにはザール盆地は不可欠と考え、応じない。ロイド・ジョージもドイツに過度な屈辱を与えてはまずいとウィルソンに同調する。クレマンソーは、ウィルソンに「ドイツの手先」と罵声を浴びせ、講和会議は空転した。

四月三日、突然、会議は大きく方向転換する。その日の夕方、ウィルソン米大統領は急に咳き込み始め、体温が三九・四度にはね上がった。腹痛と下痢がひどくなり、歩行もままならず、「毒を盛られたのではないか」と随伴の医師は疑う。とうとうインフルエンザを発症したのだった。ウィルソンは寝込んでしまい、四日半をベッドで過ごす。

その間にクレマンソーが盛り返した。結局、ウィルソンはドイツに賠償金支払い義務を科すことを受け入れ、しかも総額が条約に書かれなかった。無限の賠償金を負わせるに等しい。ウィルソンは、戦勝国側がライン川左岸を一五年間占領し、新設される国際連盟がザール地方を統治下に置くことも承諾する。ベタ降りだ。クレマンソーはほぼ満願成就したが、ウィルソンは一分の望みも実現できなかった。心変わりの理由が体調悪化だけではないにしてもスペイン風邪の影響は大きい。のちに大統領となるハーバート・フーバーは、パリで接触したウィルソンが「四月病」にかかって別人のようになったと述べている。

「それ以前の大統領は、私が処理しなければならないすべての事柄について鋭くコメントし、すばやく要点を把握し、躊躇なく決断を下し、また信頼していた人々からの忠告は、ほとんど素直に受けいれていました。しかし、私が言うあの時（四月病）以来、気がついてみると私もほかの人々も、彼のかたくなな心をなんとか動かそうと必死に努力しなければならなくなっていたのです」（前掲書）

ヴェルサイユ条約が結ばれ、ドイツはすべての海外植民地と権益を放棄し、日本は中国の山東半島の権益を得た。過大な賠償はハイパーインフレを招き、ドイツ国民を塗炭の苦しみに陥れる。恨みは民族主義者を刺激し、破綻の淵でアドルフ・ヒトラーのナチス（国家社会主義ドイツ労働者党）が頭をもたげた。やがてナチスは世界恐慌の社会不安を背景に勢力を拡張し、第二次世界大戦へ世界を引きずり込んでいくのだった。

歴史に「ｉｆ」は禁句だが、ウィルソンがもしもインフルエンザを発症せず、健康で気力が充実していたら、クレマンソーの要求をはね返していたかもしれない。ドイツの賠償負担は軽減され、その後の世界の歩みは変わっていただろう。

スペイン風邪のもう一つの置き土産は、「自由」よりも「統制」が肝要だと人びとに教えたことだった。医学史家のクロスビーは、「パンデミックのあいだは、民主主義もきわめて危険な政治形態となりうる。本当に必要とされるのは、むしろ流行への対応で基本となることがらのすべてを掌握する、強力な中央集権である」（前同）と述べている。確かに新型コロナ禍でも一党独裁の中国は強権的手法で武漢を封鎖し、感染を抑えこんだ。

統制の効果はある。だが、それが民主主義を否定するだけの根拠になりうるのか。本書の通奏低音としての「自由」と「統制」はずっと私たちの耳奥に響いている。

†大震災、昭和恐慌の時代

大戦中、好景気にわいた日本は、戦争が終わり、不況の嵐に見舞われた。ヴェルサイユ体制を補完するワシントン会議に参加し、イギリスに代わって世界最強国となったアメリカ主導の国際秩序に組み込まれる。ワシントン会議で主力艦の保有率が、米英五、日本三と定められた。日本の譲歩の背景には、デモクラシーの洗礼を受けた大衆の平和を求める感情や、軍事費削減への思いがある。大衆が軍隊に向ける視線は冷ややかだった。

ところが、一九二三年九月一日、関東大震災が発生し、軍隊と大衆の距離は縮まった。きっかけは「戒厳令」である。じつは震災発生時、権力中枢は空白だった。一週間ほど前に現職総理の加藤友三郎が逝去したまま後任が決まらず、組閣されていなかった。前内閣の閣僚が召集されて緊急臨時内閣が発足すると、真っ先に戒厳令が布告された。

帝都東京は、激震で火事が発生し、猛火に包まれている。臨時内閣は、治安維持や罹災者救護に軍隊の力が欠かせないと判断し、戒厳令を発した。そうした状況で自警団の朝鮮人虐殺や、憲兵隊によるアナキスト大杉栄と伊藤野枝、甥の殺害が行われる。

山本権兵衛首相の震災内閣が誕生したのは九月二日の夜。戒厳令布告の後だ。内務大臣に就任した後藤新平は「内乱でもない場合に戒厳令を布《し》いたことは未曽有のことであり、ある意味からいうと変態（異常）」（東京日日新聞一九二三年九月一五日付）と警戒する。一握りの不安をよそに戒厳軍はあちこちで避難民の喝采を浴び、軍隊への共感が浸透した。

大正時代が終わり、激動の昭和は一九二七（昭和二）年の「金融恐慌」で始まった。政府は、震災で派生した不良債権の処理に失敗し、中小銀行が続々と倒産し、大商社が潰れた。二年後、世界恐慌の暴風雨に巻き込まれる。「昭和恐慌」の地獄の釜のふたがあいた。失業者の群れが徒歩で東海道を「都落ち」してゆく。農村では借金苦で娘が遊郭に売り飛ばされ、一家離散、餓死、心中といった悲劇が絶えなかった。

†満洲事変の水面下で蠢く細菌研究

一九三一年九月、満洲に駐屯する関東軍は、大衆の積もり積もった憤懣《ふんまん》を「外」に振り向けるようにして柳条湖の南満洲鉄道を爆破した。謀略で満洲事変を仕掛けたのだ。関東軍は、傀儡《かいらい》国家、満洲国の建設に向けて進軍する。新聞は、「我軍奉天城に入る　既に支那人の片影なし」「弾薬庫へ向け攻撃を集中　北大営を完全に占領」「支那側砲撃中止を嘆願」（東京朝日新聞九月一八日付号外）と大活字で昂奮《こうふん》を伝え、人びとは戦勝に酔った。謀《はかりごと》による熱狂の陰で、細菌研究をねじ曲げる「鬼子」がそっと産み落とされた。

満洲事変を企てた関東軍参謀、石原莞爾は「極秘裏に細菌戦の研究」を陸軍軍医に命じた。この相手こそ、人体実験で三〇〇〇人ともいわれる中国人やロシア人らの捕虜を殺害し、細菌戦を行う七三一部隊の隊長、石井四郎（一八九二～一九五九）であった。

石井は、現在の成田空港の南東、千葉県山武郡の加茂という小集落で酒造を営む大地主の四男に生まれた。千葉中学（現・県立千葉中学、高等学校）から金沢の第四高等学校に進み、京都帝国大学医学部を卒業して陸軍軍医となる。

微生物学を専攻する石井が、生物（細菌、ウイルス）兵器の開発ネットワークの創設を思い立ったのは第一次大戦が契機だった。大戦中に新兵器の毒ガスが使われ、一〇〇万人が負傷し、七万三〇〇〇人が亡くなった。戦後、欧米諸国は、たとえ生きのびても後遺症で人間を長く苦しめる毒ガスの非人道性を問題視し、化学兵器の使用制限のためのジュネーブ会議を開く。一三六か国が参加し、「ジュネーブ議定書」の国際協定が結ばれた。ここで毒ガスとともに「細菌学的手段」も禁止される。将来の生物兵器の使用を禁じたのだ。

ただ、ジュネーブ議定書は、戦争での化学・生物兵器の使用を禁止したが、生産や開発、保有は制限しなかった。包括的な制限は一九七〇年以降の禁止条約に持ち越される。日本は議定書に署名したものの批准はしなかった。

石井は、ジュネーブ議定書で各国が細菌兵器を禁じたのを知り、それほど威力があるものなら開発してやろう、と踏みだした。一九二八年から二年間、英・仏・独・伊・米・加など二五か国を視察し、細菌学と兵器の最新情報を仕入れてくる。

帰国後、石井は牛込区戸山町（現・新宿区戸山）に移転新築された陸軍軍医学校の教官に就き、陸軍省や参謀本部に細菌戦研究の必要性を刷り込んで回った。

「日本は兵器製造に必要なる金属その他の原料の埋蔵量が十分ではない。故に日本は新兵器を研究せねばならぬ。……目下すべての世界列強はこの領域（細菌兵器）において然るべき研究を行っているから、日本もこの点において遅れを取ってはならぬ」

と、熱弁をふるう（七三一部隊第四部製造部長で軍医少将だった川島清の一九四九年ハバロフスク裁判の証言より）。

石井の細菌兵器論は、陸軍省軍務局長の永田鉄山の関心をひいた。陸軍一の秀才といわれた永田は、軍備の近代化に石井の構想が役に立つと推す。石井の構想は永田を経由して石原莞爾に伝えられる。石原は「極秘裏に細菌戦の研究」を石井に命じ、医学者や医師による歴史的な蛮行への道をひらいたのだった。

✝異能の軍医がこしらえた組織

日清、日露の戦争以来、大陸に出兵した軍隊には伝染病が影法師のようにつきまとってきた。満洲事変が勃発すると、陸軍軍医学校「検疫部」は、腸チフスやパラチフス、コレラ、ペストなどのワクチンを、数万〜数十万人分、急ピッチで生産する。将兵の罹患死亡率を下げることが最重要課題だった。検疫部は、研究途上の赤痢予防剤の製造にも手をつける。赤痢予防剤をつくるには、細菌を大量に培養しなくてはならなかった。

そこで石井は、培養皿や大試験管より五〇倍以上も効率よく細菌を培養できる「細菌培養罐《がま》」を考案し、特許を取った。検疫部は培養罐を使って赤痢剤の生産にのりだす。石井が発明した培養罐は、ワクチン生産に福音をもたらす一方、生物兵器開発のための細菌培養にも使える。守りか攻めかは使い方しだいだ。典型的な諸刃の剣であった。

一九三二年四月、陸軍軍医学校に「防疫研究室」が新設され、石井は主任で入った。ちょうど水を無菌化できる設備が切望されていた。伝染病から兵隊を守る機械だ。石井は戦地の川や池の汚れた水を浄化する濾水機《ろすいき》の開発にとりかかる。ドイツ式の素焼き珪藻土を濾過管に使った濾水機を製作し、「石井式濾水機」と名づけて陸軍当局に採用を上申した。こちらも特許を取る。石井は発明の「光」を巧みに利用しながら、満洲と本土を往復し、陸軍上層部に細菌兵器の研究開発拠点を新設することを認めさせていく。

翌一九三三（昭和八）年九月末、石井は満洲の背陰河《ベイインホー》という寒村で「東郷一《はじめ》」の偽名を使い、細菌兵器の研究開発を行う「東郷部隊」を組織した。故郷の加茂から施設の建設作業員や職員を大勢連れて行ったので別名「加茂部隊」とも呼ばれる。ついに人体実験の第一歩が大陸に刻まれる。外部との通信は禁じられ、全員が匿名《とくめい》だった。

石原莞爾の後任の関東軍作戦主任参謀、遠藤三郎は、引き継ぎの際、石原から「極秘裡に石井軍医正に細菌戦の研究を命じておるから面倒を見てほしい」と依頼されている。遠藤は『日中十五年戦争と私』に視察した東郷部隊の光景を次のように記す。

「被実験者を一人一人厳重な檻に監禁し各種病原菌を生体に植え付けて病勢の変化を検査しておりました。その実験に供されるものは哈爾賓《ハルビン》監獄の死刑囚とのことでありましたが、如何に死刑囚とはいえまた国防のためとは申せ見るに忍びない残酷なものでありました。死亡した者は高圧の電気炉で痕跡も残さない様に焼くとのことでありました」

東郷部隊は、一九三六年、天皇が認可する正式な「関東軍防疫部」に編成される。四年後にハルビンに近い平房《へいほう》の広大な敷地に本部が建設され、「関東軍防疫給水部」と名が変わった。軍隊内部で、その本部は「七三一部隊」の通称で言い表された。

石井四郎とは、どんな人物だったのか。シベリアに一一年抑留された陸軍少将、松村知勝は、戦後、石井の人となりを『関東軍参謀副長の手記』でこう述べている。

「石井四郎軍医中将はかつて『陸軍には石井という気狂い軍医がいる』といわれた豪毅果断で宣伝上手な実行力のある軍医であった。彼は若い頃から奇行に富み、軍医学校教官時代筆者が参謀本部編制班に勤務中の昭和十二年頃もおしかけてきて、防疫給水関係の予算とか編制とかに強力な要求をしたものである。そのためには例えば、人間の小便から作った塩だといってなめてみせたり、汚水からとったという清水をのんでみせたりして参謀本部のおえら方を驚かせて、防疫給水部の編制の拡大強化をはかった」

石井は奇行とハッタリで将軍の懐に飛び込む一方、周到な組織者の一面も持っていた。

「全国の医科大学を巡礼して、優秀な医者の卵を軍医として獲得するのに奔走したり、とにかく大変に企画力に富み実行力豊かな人であり、その意志の強さは正に辻（政信）参謀に匹敵すると評判であった」（同手記）

石井四郎の存在なくして七三一部隊はありえなかった。だが、それは一人のサイコパスがつくり上げたものではなかった。陸軍中央の指揮のもと大学医学部や研究機関が連携してシステムを構築している。

関東憲兵隊は抗日運動家らを拘束すると「特移扱（特別輸送）」と称して、七三一部隊に送った。囚われた人たちは特別監獄に収容された後、ペスト、炭疽、コレラなどの実験材料にされて、殺された。京都大学、東京大学、慶應義塾大学などのボス教授が選んだ医学者や医師は、軍属扱いの技師、技手として部隊に入り、特別監獄の人たちを「マルタ（丸太）」と呼んで人体実験を行った。

†医師たちは「命令」「探求競争」「利得」で動く

新型コロナ禍に見舞われた現在、あえて石井機関の来歴をたどるのは、国民が杖とも柱とも頼む医学界が、石井に協力し、ときには石井を利用した歴史的事実に正面から向き合っていないからだ。大陸で生体実験をして人を殺した軍医や医学者は、第二次大戦末期、ソ連軍に捕らわれてシベリアに抑留された者を除けば、いち早く帰国している。

かれらは、仲間どうし「厳秘」を契って沈黙し、米軍主体のＧＨＱ（連合国軍最高司令官総司令部）と裏取引をして「戦犯」の訴追を免れた。戦後、大学や研究所、製薬会社、自衛隊などに「復帰」し、社会的地位を保っている。戦中の人体実験で得たデータや標本を持ち帰って学術論文を著した研究者もいたが、医学界は公式に過ちを検証してはいない。

日本政府もまた七三一部隊の人体実験や細菌戦で犠牲者が出たことを「資料が確認されていない」と認めてこなかった。だが、事実をかき消すことはできない。七三一部隊については、戦後、ハバロフスク裁判の公判記録や、元隊員の手記などで徐々に光が当たり、一九八〇年代に作家・森村誠一の『悪魔の飽食』で一般に広く知られた。さらに神奈川大学名誉教授の常石敬一、歴史家の秦郁彦、ジャーナリストの青木冨貴子、一橋大学名誉教授の加藤哲郎ほか、多くの人が研究をつなぎ、労作を世に問うている。

先達の著作をひもとけば、医師が「ヒポクラテスの誓い（能力と判断のおよぶ限り患者の利益を考え、危害を加えたり、不正を行ったりは致しません）」の対極に立つかどうかは、戦時であれ平時であれ、紙一重だとわかる。七三一部隊の軍医や医学者の手を血に染めさせたものは、思いきって言えば「命令」と「探求競争」と「利得」であった。

一例をあげよう。石井四郎が京大大学院で教えを乞うた病理学の教授、清野謙次は、石井に頼まれて弟子の岡本耕造や石川太刀雄《たちお》らを積極的に七三一部隊に送り込んだ。パターナリズムに裏づけられた清野の「命令」は絶対である。京大講師だった岡本は、いやいや満洲に渡った事情を常石のインタビューに答えている。

「清野先生に中国に行くようにいわれたが、そんなことをすれば養子に行った先（産婦人科医院）との折り合いが悪くなることは目に見えており、何度も断ったが、結局行くこととなった。しかしそのため養家を出されてしまい、その後苦労した」（常石敬一『医学者たちの組織犯罪』）。

清野の弟子は好んで七三一部隊に赴いたわけではなかったが、いざ陸軍の巨大研究施設に入ると「探求競争」に邁進する。石川太刀雄は、部隊で人工的にペストに感染させて殺した人や、流行性出血熱で亡くなった人の遺体、八十余体を解剖した。ペスト感染者の解剖で一八〇もの標本を採って持ち帰り、研究に役立てている。戦後、岡本は兵庫県立神戸医科大学、東北大学を経て京都大学に戻り、医学部長を務めた。石川も金沢医科大学教授、金沢大学がん研究所長を併任しており、地位や名声、経済的な「利得」を手にしている。

石井四郎は、資金の調達も上手かった。細菌兵器の開発費用は関東軍特別予算に繰り入れ、議会に報告しないまま、現代の貨幣価値で年間一〇〇億円ちかく受け取っている。そこから清野ら各大学のボス教授に多額の謝礼が渡ったといわれる。「命令」「探求競争」「利得」が絡んで医師は働く。そこに日本民族の優秀さを自賛し、他民族を貶める「優生思想」が加わって倫理感が鈍麻していった。

石井がハルビンに七三一部隊を建設していたころ、人材供給源の一つだった東京帝大の医学部長、永井《ながい》潜《ひそむ》は「日本民族衛生学会」の理事長として「血統の純精を計り、混血を避くべき」と主張していた。永井は、『民族衛生振興の建議』と題し、明治天皇の和歌―

―「よきたねを　えらび〳〵て　教草　うゑひろめなむ　野にもやまにも」――を紹介して「この貴き三一字に、優生学の思想は炬火《たいまつ》の如く輝き、民族衛生の精神は金鉄の如く響きわたっているではありませんか」と大衆に呼びかける。優生思想が沼気のように充満したなかで、大陸に渡った軍医や医学者たちは人間を「マルタ」と呼んで殺害したのだ。

優生思想の傘の下で、「命令」と「探求競争」と「利得」が交われば人間は何をするかわからない。戦時と平時は紙一重なのである。新型コロナのパンデミックは、研究者にワクチンや治療薬の開発を急がせる。探求競争は利得と背中合わせで激化している。社会が正気を保つには歴史的事実を直視しなくてはなるまい。石井機関の概要をつかんでおこう。

†石井機関の全貌

石井四郎が築いた細菌兵器開発と人体実験の巨大ネットワークは、「石井機関」と呼ばれた。七三一部隊はその本拠である。石井機関は、内地の陸軍軍医学校「防疫研究室」と、中国およびシンガポールの「防疫給水部（実践部隊）」に大別される。

石井が主幹の防疫研究室は、陸軍上層部と海外部隊のつなぎ役で、全体の司令塔でもあった。大学のボス教授を顧問にしている。多忙な石井は、防疫研究室の差配を京大の後輩、内藤良一に委ねた。青木冨貴子の『731　石井四郎と細菌戦部隊の闇を暴く』によれば、内藤は太平洋戦争開戦前に米ロックフェラー研究所に出向いて「黄熱病ウイルス株を分けてほしい」と頼み、断られている。細菌兵器の材料を探していたのだろう。内藤は石井の右腕として陰に陽に動いた。戦後の混乱期にはGHQに掛け合い、元部隊員が復権する過程で重要な役割を演じる。内藤が創業した製薬会社・ミドリ十字は、のちに薬害エイズ事件を起こすのだが、ひとまず内藤良一の名を記憶にとどめておいていただきたい。

石井機関の主軸は中国にあった。平房（ハルビン）の七三一部隊のほかに北支那（北京）、中支那（南京）、南支那（広州）に部隊が置かれる。シンガポールには日本軍が進攻して、軍政を布いた一九四二年に防疫給水部が設けられた。石井たちは、一九四〇年三月、陸軍軍医学校で「支那事変に新設されたる陸軍防疫機関運用の効果と将来戦に対する方針並に予防接種の効果に就いて」という表題で講演をした。講演内容は「陸軍軍医学校防疫研究報告　第二部　第九九号」（『医学者たちの組織犯罪』所収）にまとめられた。そこに石井機関の陣容（人数）が次のように記されている。

固定機関（部隊　設立年）　　　　将校（技師）／下士官（技手）／兵隊（雇員）　　合計

関東軍防疫給水部（七三一部隊　三六年）	二三〇／三八六／一二三〇	一八三六
北支那防疫給水部（一八五五部隊　三八年）	一〇四／一九六／五一〇	八一〇
中支那防疫給水部（一六四四部隊　三九年）	一二〇／二六四／八九五	一二七九
南支那防疫給水部（八六〇四部隊　三九年）	六八／一三二／四六五	六六五
陸軍軍医学校防疫研究室（三二年）	一六／属二二／雇二七〇	三〇八
合計	五二八／一〇〇〇／三三七〇	四八三八

　ここにシンガポール防疫給水部（九四二〇部隊　四二年）計一四六人が加わり、石井機関はなんと五〇〇〇人超の大組織に膨張したのである。石井は、京大の恩師、清野謙次の通夜の席（一九五五年一二月二八日）で石井機関をつくった経緯をこう語っている（「御通夜回想座談会」『故清野謙次先生記念論文集』）。

「如何にして日本の国力を維持するかゞ問題であります。そこでまづ陸軍軍医学校に研究室を作り、そこから満州ハルビンに（ロックフェラー・インスティチュートを中心に）。又南支に中山大学を中心に、その外、逐次研究所を作って行って、遂に三百二十四の研究所を作ったのであります。この結果、伝染病並にその伝染病死の率が下がり、大蔵省は非常に喜んで、これではまだ継続出来るという結論になったのであります。その為にハルビンに大きな、まあ丸ビルの十四倍半ある研究所を作って頂きまして、それで中には電車もあり、飛行機も、一切のオール総合大学の研究室が出来まして、ここで真剣に研究をしたのであります」

言うまでもなく、「丸ビルの十四倍半ある研究所」こそ、平房の七三一部隊だ。

では、石井は何のために電車や飛行機もある「オール総合大学の研究室」を欲したのか。

「それで陸軍、内地で全大学にお願いして出来ることと、内地で出来ないこととの二種類に、軍の再々の会議の結果決定致しまして、そして、内地で出来ないものは何とか別に方法を考えると、……一つは満州の北端へゆけばいいということで、遂に研究所をそこに設けることにしたのであります」（同前、傍点筆者）

はっきりと口に出してはいないが、「内地で出来ないこと」は人体実験と解釈できよう。

石井に嗜虐的な性向があったにしても、なぜ人体実験にここまでこだわったのか。確かに現代でも医薬品開発の最終段階で、人での効果（有効性）と安全性を調べる「治験」が行われている。その成績を国が審査して薬を「承認」するかどうかが決まる。もちろん、治験は安全な環境下で人権を最優先に行われるのだが、そのルールを無視し、被験者が死ぬのを承知で人体実験を行うことにどのような狙いがあったのか。

常石は『七三一部隊　生物兵器犯罪の真実』にこう記している。

「人体実験を必要とする理由は……日本兵を蝕《むしば》んでいた伝染病の研究にとって人体実験ができれば短時間で成果を挙げることができる、ということだ。人体実験によって、その病気の研究に最もふさわしい実験動物を探し求める手間が省けるだけではなく、人間にしか現れない反応というものも見られ、そうした意味で効率の向上が図られる」

たとえば、ウイルス研究にはウイルスの増殖が欠かせないが、ヒトに感染するウイルスを手早く増やすには人間を使うのが最も簡単だ。複数のウイルスのうちどれが病原体になるか調べるときも、人体実験ができれば短期間で結果が出る。「効率」の二文字が人体実験に張りついている。医学者にとって人体実験は魅力的だった。

†凄惨な人体実験の実相

満洲、背陰河の東郷部隊で始まった人体実験は、平房の七三一部隊で拡大された。人体実験にはいくつかのパターンがあるが、多くの医師が、病原体の感染力の調査や、未知の病原体を見つけるための「感染実験」を行っている。石井と、後任の七三一部隊長の北野政次（東大医学部・伝染病研究所）は、一九三八年ごろから関東軍兵士の間でひろがった「流行性出血熱（通称・孫呉熱）」のウイルスを発見するために自ら実験を手がけている。流行性出血熱は、関東軍での流行当初、死亡率五〜一〇パーセントの未知の病だった。石井や北野は「特殊研究」の「血液累代感染実験」を行う。北野は、その研究成果を一九四四年に「流行性出血熱の病原体の決定」として学会発表した（『七三一部隊　生物兵器犯罪の真実』）。

「病原分離に就ては昨年本学会に於て報告した如く、昭和十七年十一月北満孫呉で捕獲した四十頭のセスジ鼠に附着していた北満トゲダニから病原を分離したのである。すなわち北満トゲダニ二百三疋を磨砕（すりつぶす）し食塩水乳剤とし、猿の大腿皮下に注射した。此の初代猿は接種十九日後に至り三十九・四度の発熱があり、中等度に感染したのであるが、この発熱時の血液をもって接種した第二代猿は潜伏期十二日で発熱し、尿疋白《たんぱく》陽性を示し剖検（解剖検査）により定期的流行性出血熱腎を証明したのである。爾来発熱極期血液乃至臓器材料をもって猿累代接種を行い本病原を確保して種々の実験を行った」（傍点筆者）

常石は、北野の論文などを分析し、この「猿」が人だと立証して人体実験に関する本を出した。その出版後、北野ら元七三一部隊員に会う。元部隊員たちは「あそこまではっきり書かれたらもう話すしかないな」と重い口を開き、常石の質問に答えたという。

北野政次は、敗戦後の一九四七年、米軍の調査官に流行性出血熱の人体実験で一〇一人を殺害したと語った。京大から派遣された石川太刀雄は、流行性出血熱の感染者「四十余体」を剖検している。北野の学会発表例では、ダニの食塩水乳剤を注射された人が発病し、熱が三九・四度あるときに採血。その血を「二番目の人」に注射し、一二日目に発病が確認される。翌日採血されて、「三番目の人」に血液を注射。二番目の人の血液は、ハツカネズミにも接種された。ハツカネズミの肝臓、脾臓、腎臓の食塩水乳剤が「四番目の人」にも注射されて熱が四〇度に上がり、発病。このうち二番目と四番目の人は、熱が平熱に戻ってからモルヒネを打たれ、生きたまま解剖されたという。あとの二人は不明だ。

元七三一部隊員は、本人しか知りえない、生々しい証言を数多く残している。千葉県に生まれた篠塚良雄は、一六歳で少年兵として平房の七三一部隊に入隊した。細菌兵器の開発にかかわった篠塚は、敗戦後も中国に残り、撫順戦犯管理所に一九五六年まで拘留された後、釈放されて帰国した。中国帰還者連絡会の会員となった篠塚は、地方公務員を定年退職した一九八〇年代から戦争犯罪を告白し、謝罪を重ねる。二〇一四年に亡くなるまで七三一部隊の証言活動を継続した。高柳美知子との共著『日本にも戦争があった　七三一部隊元少年隊員の告白』で、「マルタ」の生体解剖について、こう語っている。

「ワクチンなしでペスト菌を注射されたその男性は……二、三日後には、高い熱が出て顔色が悪くなり、その翌日くらいには瀕死の状態で顔が黒っぽく変わっていきました。……この男性はまだ息のある状態で裸のまま担架に乗せられ、私たちが待機している解剖室に運ばれてきました。……大山軍医少佐から『はじめよう』の命令がでました。細田中尉が、目でメスをわたすように私に合図します。足かせ手かせで固定された男は、カッと目を見開き、この凶行を確かめるかのように首を回しましたが、体の自由はききません。男は無念の涙を目にたたえ、天井の一点を見つめています。何か叫びを発しようとしているようですが、かわききった口からは声は出ず、わずかに口を動かすだけです。男の首をなで回していた細田中尉が、右手のメスでズバリと頸動脈にそって切りさげました。血がジューッと流れ出ました。男は、ペスト病の苦しみと、切りさいなまれた痛さで首を左右にふりまわします。そのたびに顎にかかっている首かせが食いこみ、ついにガクリと首をたれ失神しました。私はあわてて血を抜き取りました。……ビタカン（ビタミン剤とカンフル剤を混合したもの）四本打っても、男の鮮血をしぼることはできません。『鬼子ッ！』男は、憎しみの火と燃える一言を絞り出すとスーッと顔色が変わり、呼吸が止まりました。『解剖刀をよこせ』細田中尉は、解剖刀を逆手に握ると、上腹部から下腹部へ得意然として切りさいなみ、骨を切るのこぎりを引いて肋骨をひき切り、内臓の全部を露出させました」

また、衛生兵だった大川福松は、大阪市で開かれたシンポジウムで、子持ちの慰安婦を解剖した経験を語っている。「子どもが泣いている前で母親が死んでいった。子どもは凍傷の実験台になった」（読売新聞二〇〇七年四月九日付）

†生物兵器に成果はあったのか

七三一部隊は、わかっているだけで四度、生物兵器を戦地に投入し、攻撃している。最初は、一九三九年に満洲国とモンゴルの国境ノモンハンで日ソ両軍が武力衝突したときだった。このノモンハン事件で関東軍は大本営の平和的解決方針を無視して暴走し、大敗北を喫するのだが、ソ連の戦車師団の大兵力に苦戦していた八月下旬、七三一部隊はホルステイン河に向けて二〇〜三〇人の決死隊を出す。トラック三台に分乗した決死隊は、河畔でガソリン缶に入った細菌の培養液を河に流した。作業中に培養液を頭から浴びた軍曹は、ハイラルの陸軍病院に搬送されるも腸チフスで死ぬ。ノモンハンでの細菌攻撃は、実効性に乏しく、部隊員の恐怖を取り除く「度胸だめし」だったといわれる。

二度目は、翌一九四〇年一〇月二七日の寧波市へのペスト菌攻撃だ。その日の朝、上海と杭州湾をはさんだ対岸の寧波に日本軍重爆撃機が南から侵入。商店が密集する繁華街に、ペスト菌を保有するネズミの血をたっぷり吸った「ペストノミ」を穀物や綿にまぶして投下した。三日後に商店の夫婦が亡くなり、以後、死亡者が急増する。一一月二日に地元の病院長が患者の遺体からペスト菌を分離し、原因をつきとめた。寧波市は、ペスト菌に汚染された八〇×六〇メートルの地域を焼き払う。ペストによる死亡者は一〇六人に上ったという（『七三一部隊　生物兵器犯罪の真実』）。

一九四一年一一月には、湖南省の常徳市で寧波と同じようなペスト菌攻撃が行われるが、中国側は撒かれた病原物資をすぐに回収し、一般市民は家のなかに避難して被害を最小限にとどめる。さらに四二年春から夏に日本陸軍が浙江省と江西省にまたがる地域で「浙贛《ずえがん》作戦」を展開すると、石井らは生物兵器攻撃で加わった。南京の一六四四部隊で増殖させたコレラ菌を飛行機で大量投下し、地上では部隊員が饅頭やビスケットに細菌を注入して置き忘れたかのように撒く。細菌を井戸や川、家に投げ込んだ。この攻撃で一万人以上がコレラやチフス、ペストに感染し、一七〇〇人以上が亡くなった。もっとも、死亡者のほとんどは汚染地域に「誤って踏み込んだ」日本兵だったといわれる。

なかなか「戦果」を挙げられない石井は、ペストノミを珪藻土の素焼き容器に入れた細菌爆弾や、パチンコ玉のような弾子に炭疽菌の胞子を付着させて榴散弾《りゅうさんだん》に仕込んだ炭疽菌爆弾の開発を急ぐ。屋外実験では、半径一〇メートルの円に沿って十人のマルタを杭に縛りつけて並べ、その中心で炭疽菌爆弾を破裂させた。弾子で傷つき、血みどろの人がどのように死んでいくか観察し、解剖する。石井は、ガダルカナル島やフィリピンなどの戦闘で細菌兵器を使おうと提案したが、陸軍首脳に却下されている。

†敗戦と証拠隠滅工作

一九四五年八月、広島、長崎に原子爆弾が投下され、ソ連軍が満洲に進攻した。日本政府はポツダム宣言を受諾して、降伏を受け入れる。一五日、ラジオが昭和天皇の「玉音放送」を流し、大衆は敗戦を受けとめた。戦争に協力する日本文学報国会に加わらなかった作家の内田百閒《うちだひやっけん》は「……戦争終結の詔勅なり。熱涙垂れて止まず。この滂沱の涙はどういう涙かという事を、自分で考える事が出来なかった」と日記に書いた。

茫然自失の日本に米陸軍元帥のダグラス・マッカーサーが到着し、米軍を中心とするG

HQ（連合国軍最高司令官総司令部）の占領統治が始まる。GHQは、総司令官マッカーサーの布告や命令をとおして「民主化」「平和主義」「基本的人権の尊重」を日本政府に求め、戦後改革を行う。一九五二年四月にサンフランシスコ講和条約が発効して主権が回復するまでの約七年間に日本は民主国家に生まれ変わった、と物の本には書いてある。

だが、しかし、経緯はそれほど単純ではない。戦争を主導した権力中枢は、戦犯訴追や公職追放をかいくぐり、しぶとく生き長らえ、復活を遂げている。真っ先に戦中の所業を「隠蔽」した。東西冷戦を背景にアメリカが日本を自由主義陣営につなぎとめようと「逆コース」に転じると裏交渉で「免罪」に持ち込み、経済成長の波にのって「復活」する。

たとえば、戦中に軍需産業を統轄した「軍需省」は、ポツダム宣言が受諾されると、解体を怖れて看板を書き換えて過去を隠す。もとの「商工省」に看板をつけかえた。一〇日余りであらゆる書類や印鑑の名前も変え、マッカーサーが厚木飛行場に降り立つ四日前には新「商工省」に変身していたのである。占領軍を欺いた商工省は、通商産業省、経済産業省と改名し、「日本株式会社」の司令塔を自任して現在に至っている。

七三一部隊の「証拠隠滅」工作は、ソ連軍の進攻直後に始動した。当時、東京市ヶ谷の参謀本部で対ソ主任だった朝枝繁春は、ソ連が攻め込んだと知るや、七三一部隊を思い浮かべ、その存在が明るみになれば「累（戦争犯罪）は天皇におよぶ」と察する。すぐに参謀長名で石井四郎に電報を打った、と朝枝本人が映像作家の近藤昭二の取材で証言している（『細菌戦部隊の史料と一将校の顛末』）。軍部は、天皇制の存続、「国体護持」を最優先したのである。

八月一〇日、新京飛行場で石井と会った朝枝は、以下の命令を伝えた。

①貴部隊は全面的に解消し、部隊員は一刻も早く日本本土に帰国させ、一切の証拠物件は永久にこの地球上から雲散霧消すること。

②このために工兵一個中隊と爆薬五トンを貴部隊に配属するように、既に手配済みにつき、貴部隊の諸設備を爆破すること。

③建物内のマルタは、これまた電動機で処理した上、貴部隊のボイラーで焼いた上、その灰はすべて松花江に流しすてること。

④貴部隊の細菌学の博士号をもった医官五三名は、貴部隊の軍用機で直路日本へ送還すること。その他の職員は、婦女子、子供に至るまで、満鉄で大連にまず輸送の上、内地に送還すること。このため満鉄本社にたいして関東軍交通課長より指令の打電済みであり、平房店駅には大連直通の特急（二五〇〇名輸送可能）が待機させられています。

（『731　石井四郎と細菌戦部隊の闇を暴く』）

石井は、わずか数日で平房本部などの爆破と解体、人体実験用の「マルタ」全員の殺害、機密文書の焼却や部隊員と家族の引き揚げ、医官たちと自身の内地逃亡をやり終える。

満洲駐留の関東軍の将兵や日本人の多くがソ連進攻後も逃げられず、辛酸をなめたのに比べて七三一部隊員の撤退の早さに驚かされる。部隊員の一部はシベリア抑留されて苦しむが、大半が逃げおおせた。帰還前に石井は七三一部隊員に「三つの掟」を言い渡した。

一　郷里に帰ったのちも、七三一部隊に在籍していた事実を秘匿し、軍歴をかくすこと。

二　あらゆる公職につかぬこと。

三　隊員相互の連絡は厳禁する。

しかし、「一切の証拠物件」を永久に地球上から消せ、と朝枝参謀に指令されながら、石井は生物学的データと濾水機などを持ち帰っている。遅くとも八月二〇日ごろには帰国し、新宿区若松町の家に潜んだ。秋には加茂の実家で偽りの葬儀を挙げ、死んだことにして追及を逃れようとした。解散したはずの七三一部隊は、石井の側近の増田知貞や石川太刀雄の出身地「金沢」に「仮本部」を置き、組織存続やＧＨＱへの対応を模索する。

†戦争犯罪から逃れるための裏取引

アメリカ側は、原爆の被害調査にこだわっていた。人類初の原爆投下による二十数万人の殺戮《さつりく》は、これもまた非道な「人体実験」である。被害者の治療より被害情報の収集に力点をおき、物理学者の仁科芳雄の協力で石川太刀雄、緒方富雄（東大医学部卒）ら七三一部隊の関係者を含む調査団を組織し、膨大な「人体実験データ」を集めて持ち去った。

並行して、ＧＨＱは七三一部隊の調査を行う。諜報活動や検閲を担当する参謀二部（Ｇ２）チャールズ・ウィロビー少将が指揮した。ウィロビーは力を尊ぶ、保守主義者だった。七三一部隊の「免罪」に向けて、アメリカ側の調査官と折衝したのは、陸軍軍医学校防疫研究室を仕切っていた内藤良一であった。八月末、「通訳」の内藤は、アメリカの細菌戦基地キャンプ・デトリック（現フォート・デトリック）から派遣されてきた軍医、マレー・サンダース中佐を迎えた。内藤は、旧軍情報関係者を束ねてＧ２と組んだ元陸軍中将の有末《ありすえ》精三や、外交官出身の政治家、亀井貫一郎と連携していた。

サンダースは、日本の細菌戦の実態をつかもうと動きだす。防疫研究室と結びついていた東大附属伝染病研究所の宮川米次所長と面談するが、「研究室にこもっていたので外のことは知らない」と取りつくしまもなかった。陸軍省の医務局長に当たっても持論をまくしたてられて終わる。サンダースは、内藤が防疫関係者だったと知り、このままでは本国に帰って調査拒否と報告するしかない、何が起こるかわからない（戦犯で訴追）と脅す。そして、関係者が真実を語るなら、秘密を守って戦争犯罪を追及しない、と言った。

内藤は、サンダースから「戦争犯罪とは無関係に純科学的に調査する」と言質を得て、細菌戦の告白レポートを書く。ただし、「捕虜が実験モルモットとして使われたことがあるか」と訊かれても「誓ってそんなことはない」と否定した。サンダースは内藤を信じて「細菌戦は実験段階だった」と報告をまとめ、帰国する。

後任のアーヴォ・トンプソン中佐は、翌一九四六年一月、行方不明とされていた石井四郎の尋問にこぎつけた。尋問は若松町の自宅で行われる。石井は、細菌戦を徹頭徹尾否定し、トンプソンに尻尾をつかませなかった。

†利権と免罪

膠着状態を変えたのは、五月三日に開廷された極東国際軍事裁判（東京裁判）だった。平和に対する罪（A級犯罪）、人道に対する罪（C級犯罪）、通常の戦争犯罪（B級犯罪）にかかわる被告人の審理が開始される。G2は石井と七三一部隊関係者を囲い込み、他の部局から遠ざけた。しかし、八月二九日、検察官補が「南京虐殺」の証拠提出につづいて「その他の残虐行為に関する件」の報告書を読み上げる。

「敵多摩部隊（一六六四部隊・南京）は俘虜となれる我人民を医薬試験室に連れ行き、各種有毒細菌をその体内に注射し、その変化を実験せり。この部隊は最も秘密の機構なるをもって、これによりて死亡せるものの確数は明白ならず」（『極東国際軍事裁判速記録』）

傍聴席の記者団はどよめいた。検察官補は、報告書を読むだけで新たな証拠提出はしなかったが、石井機関、七三一部隊を取り巻く包囲網は徐々に狭まった。

一九四七年一月、東西対立が激化するなか、ソ連側検察官が七三一部隊の石井四郎と太田澄、菊池斉を極東国際軍事裁判で尋問するよう国際検察局に申し入れた。ソ連は、七三一部隊第四部長の川島清や部下の柄沢十三夫らを満洲で逮捕し、シベリアに抑留していた。尋問をして細菌戦と人体実験の証言を取った。川島は、細菌武器の「ペストノミ」について触れ、「実験の結果、二〇〇〇人が死亡」と語っていた。

七三一部隊の扱いは、東京のマッカーサーやウィロビーの手に負えなくなり、ワシントンに委ねられた。米国陸海軍と国務省の三省調整委員会（SWNCC）が対ソ交渉の前面に立った。同委員会は、ソ連にも石井らへの尋問を認める条件で、キャンプ・デトリックから第三次調査団のノーバート・フェル博士を日本に派遣する。アメリカ側はG2―有末―亀井のラインでソ連に詳しい陳述をしないよう石井らに言い含め、尋問を受けさせた。石井は、フェル博士の尋問には、自分を細菌戦のエキスパートとしてアメリカに雇ってほしい、と雄弁に売り込む一方、ソ連将校の尋問には十分に答えなかった。ソ連側は「もっと早く、石井の身柄を確保していれば聞きだせたのに」と悔しがる。

内藤らは、細菌戦や実験を行った約二〇名の部隊員にアメリカに協力するレポートを書かせようと動いた。「戦犯訴追からの絶対的保護」「報告書の秘匿」「主要研究者の渡米許可」「日米共同研究と必要経費の支払い」をG2から引き出し、部隊員に手紙で知らせる。元部隊員は反応した。金沢の石川太刀雄は、おびただしい数の解剖標本を差し出す。ペストノミの製造方法や、炭疽菌爆弾、実戦と人体実験のデータが、そっくりアメリカに渡った。こうして部隊員は戦争犯罪を免れ、それぞれの戦後を歩みだしたのだった。

ワシントンの三省調整委員会は、GHQに次のような見解を伝えている。

「アメリカにとって日本の生物戦データは国家安全保障上高い重要性を持つものであり、『戦争犯罪』として訴追することの重要性はそれに及ぶものではない」「日本人生物戦専門家を『戦争犯罪』裁判に付した場合、その情報が他国に対してでも明らかになってしまうため、国家安全保障上望ましくない」（『七三一部隊の生物兵器とアメリカ』）

アメリカは冷徹なリアリズムで七三一部隊を抱き込み、免罪した。元部隊員に現金まで渡した。陸軍情報部の秘密資金から「総額一五万〜二〇万円」が支払われ、「安いものだ」「二〇年分の実験、研究成果が得られた」とウィロビーが喜んだというメモが常石によって米公文書館で発見されている（共同通信二〇〇五年八月一五日付配信）。

ソ連は、一九四九年にシベリアへ抑留した七三一部隊員ら一二名を訴追し、ハバロフスクで軍事裁判を開いた。川島や柄沢は、より詳しく証言し、公判記録は公開される。七三一部隊の秘密が洩れてきたが、アメリカは法廷がソ連一国の裁判官でしか構成されておらず、わずか六日の審理で終わったことから「公平、公正ではない」と見向きもしなかった。

日米合作の隠蔽、免罪が行われた。だが史実は残る。公判記録をもとに森村誠一が『悪魔の飽食』を書き、多くの読者が七三一部隊の蛮行を知ることとなる。

✝元七三一部隊人脈なくして戦後の公衆衛生なし

終戦直後の日本は、感染症の巣窟だった。発疹チフス、天然痘、ジフテリアが流行し、一九四六年には浦賀にコレラが発生して、福島、青森、九州、中国地方で続発する。性病罹患者は四〇万人に上った。GHQは、不衛生な日本に進駐した四〇万人の連合軍兵士の健康を守ろうと施策を講じる。医療政策を担当したのはクロフォード・サムス准将が率いる「公衆衛生福祉局（PHW）」だった。

サムスは、着任して間もなく、「公衆衛生対策に関する覚書」を日本政府に渡す。そのなかで「公衆衛生関係、臨床診断関係および血清、ワクチン製造関係の軍以外の研究所の業務を再開し、または継続すべし」と指令した。「軍以外」とはいうものの実際には旧軍医部や、戦中に内務省衛生局と社会局を分離して設けた厚生省、大学医学部の医師や学者の協力なくして医療行政は立ち行かなかった。サムスは日本の非軍事化という建前を捨て、限られた医療資源を活用したのだった。

ここで元七三一部隊関係者が復権し、社会的地位を高める道筋がついた。軍需省が商工省に看板をつけかえて延命したように、組織の改編が一種の隠れみのとなる。

東大附属伝染病研究所は、助教授の岡本啓が研究室で自決した姿で発見され、動揺が走った。戦中、南京の一六六四部隊に出張し、人体実験にかかわったことを苦にしての自殺といわれる。所長を長く務めた宮川米次は公職追放前に退職したが、一九四六年一月には東芝生物物理化学研究所の顧問に就任し、一九五五年に鼠蹊《そけい》リンパ肉芽腫《にくがしゅ》症状の病原体研究で学士院賞を受賞する。後継の所長も七三一部隊に弟子を送り込んだ田宮猛雄だった。

一九四七年二月、サムスは、東大の伝染病研究所を全面的に厚生省に移管し、国立の予防研究所にするよう田宮所長に申し渡した。田宮は「研究の自由が損なわれる」と逆らう。最終的に東大総長の南原繁とサムスが話し合い、伝研の薬剤の検査と製造部門を切り離し、厚労省所管の予防衛生研究所を新設する、と決まった。基礎研究部門は東大に残し、後に東京大学医科学研究所に改組される。

国立予防衛生研究所（予研）の代々の所長は、小島三郎（第二代）、福見秀雄（第六代）、村田良介（第七代）ら七三一部隊の関係者が多い。敗戦時に陸軍防疫研究室の内藤良一の下にいた金子順一も発足後の予研にかかわり、一九五〇年に武田薬品工業に入った。

金子が東大に提出した博士論文（一九四九年）にはペストノミ爆弾の感染効果が詳述されている。この論文が二〇一一年に見つかり、新聞報道された。衆議院で事実関係を質問主意書で問われた政府は、「外務省、防衛省等の文書において」それらの「具体的内容を示す資料は現時点まで確認されておらず、お尋ねにお答えすることは困難」と回答した。

予研は、一九九七年に国立感染症研究所と改称し、こんにちに至っている。

元七三一部隊員で軍属の技師、技手だった医学者や医師の多くは、アカデミズムに戻って復帰した。満洲脱出の直前に石井四郎は全隊員に「あらゆる公職につかぬこと」と厳命したが、戦後は国公立大学の医学部や、自治体の衛生部門、保健所などに広く散らばった。「こうした人々が、医学界に復帰し、地位を回復するばかりでなく、PHWや厚生省の調査に加わり、制度改革の助言者、各種委員会・審議会委員などとして復権し、細菌学や病理学、放射線学などの分野で君臨するようになる。サムスの改革は、医学教育とカリキュラム、医師国家試験制度創設、インターン制度、看護教育に及び、専門家としての医学者の関わる余地は大きかった」と加藤哲郎はとらえる(『「飽食した悪魔」の戦後』)。

軍の医療機関では、陸軍・海軍の軍医学校が閉校し、防疫研究室も消滅した。陸軍病院、海軍病院はGHQに接収された後、「一般市民の医療」に責任を持つことを条件に厚生省に移管される。移管された軍病院は「国立病院」に衣を替えた。

新宿区戸山町の陸軍軍医学校に隣接していた臨時東京第一陸軍病院(東一)は、「国立東京第一病院」(現・国立国際医療研究センター)となる。築地の海軍軍医学校附属病院は、「国立がん研究センター」に変わった。軍病院の軍医ら武官は、横滑りして厚労省の文官に任命される。元七三一部隊員も過去を問われず、国立病院に入職して生活の糧を得た。

医療ビジネス界にも元七三一関係者が多数、流れ込んでいる。製薬会社や民間の研究所、機器メーカーなど広範囲におよび、いかに石井機関が医学、公衆衛生の分野で大勢のエリートを集めていたかが想像できる。

†引き継がれた遺産と痕跡

七三一部隊の「戦後処理」にも一応の目途がついた。調整役の内藤良一は、いったん軍医生活にけじめをつけようと郷里の大阪府茨木市に戻り、内科・小児科の診療所を開業した。内藤医師の当たりは柔らかで面倒みが良く、地元の人気は高かった。転機は、一九五〇年、七三一部隊の結核・梅毒班長で人体実験も行った二木秀雄と、陸軍に石井式濾水機や細菌爆弾の素焼き陶器を納品していた日本特殊工業社長の宮本光一の来訪だった。

内藤は戦中、乾燥血漿《けっしょう》の製造を手がけていた。乾燥血漿は、血液中の血漿成分を凍結乾燥したもので、生理食塩水に溶かせば血漿増量剤として、輸血と同じように外傷や熱傷のショックに対して使えた。主として女性の血液を集めて乾燥血漿をつくり、戦場に送った。しかし空襲が激しくなって採血業務は頓挫してしまった。

あれをもう一度、大々的に企業化してやってみよう、手を貸す、と二木と宮本は言う。

内藤はアメリカの「血液銀行」のような保存血の製造や供給ができるビジネスの青写真を描いた。時あたかも朝鮮戦争が勃発し、米軍は大量の輸血を必要としていた。実業家の宮本は大手銀行に顔が利き、二木は医師でありながら「政界ジープ」という右派の時局雑誌を発行して稼いでいた。出資の見通しが立った。

二人の支援を得た内藤は、厚生省、日本赤十字、GHQに血液事業を提案する。GHQは、最新のアメリカの資料を内藤に提供してバックアップをした。こうして一九五〇年一一月、内藤は「日本ブラッド・バンク」を創設し、大阪、神戸に採血プラントを立ち上げる。乾燥血漿や血液製剤を製造して、母校の京都大学、大阪大学、岡山大学とツテを頼って営業に奔走した。事業は軌道に乗り、東京プラントには二代目の七三一部隊長だった北野政次を迎えて所長にすえる。日本ブラッド・バンクは、五七年に「固形血漿の量産方式の確立」で工業技術の発展に寄与したとして「大河内記念生産賞」を授与された。内藤は「科学技術功労者顕彰」も受賞し、血液事業の最先端を突っ走る。

一九六四年、日本ブラッド・バンクは、「ミドリ十字」と社名を変え、血液銀行から製薬会社へと脱皮していった。会社の草創期、東大で血友病を研究する医師が内藤を訪ねてきた。医師は血漿分画製剤を三人分わけてもらう。この医師が、後年、「薬害エイズ事件」で、業務上過失致死罪で逮捕・起訴される安部英《あべたけし》だった（一審無罪、控訴中に認知症で公判停止）。薬害エイズ事件については後章で詳しく書きたい。

じつは、内藤が会社を設立してほどなく、石井四郎が押しかけてきた。自分を雇えとごり押しする。内藤は「追い返してしまった」と常石のインタビューに答えている。「北野（政次）さんは謙虚な人だったから、東京プラントをお願いしたが……」と内藤は洩らしたという（『731　石井四郎と細菌戦部隊の闇を暴く』）。

復員後の石井は、かつての猛々しさが消え、だんだん小心翼々と暮らすようになった。元部隊員から脅迫もされる。若松町の自宅は、「若松荘」とか「石井荘」とか呼ばれ、GHQの高官が女性を連れ込んでいたという証言もある。

あるいは、石井が医院を開業していたとの記録も残る。元隊長は、罪と罰の狭間で心が千々に乱れ、どれだけ眠れぬ夜を過ごしたことだろうか。とうとう公に懺悔《ざんげ》はしなかった。

一九五九年一〇月、喉頭がんに罹った石井は、国立第一東京病院で息を引き取った。つい昨日まで「東一（臨時東京第一陸軍病院）」と呼び、通いなれた陸軍軍医学校の広大な敷地と隣り合わせの病院で亡くなった。場所には「記憶」が埋まっている。

それから三〇年後、陸軍軍医学校跡地で、品川区上大崎から移転してくる国立予防衛生研究所（現・国立感染症研究所）の建設工事が始まると、地中から一〇〇体以上のモンゴロイド系人骨が出てきた。鑑定では日本人の骨と特定できなかった。人骨には銃の傷跡や、医療用鋸《のこぎり》でL字形に頭蓋骨を切り取ったような跡、ドリルで穴を開けた痕跡があり、「七三一部隊による生体実験の犠牲者の骨ではないか」と疑念がわく。一九九三年、人骨の焼却予算を計上する新宿区に対し、一〇九名の区民が異議を申し立て、焼却差止め訴訟を起こした。裁判は最高裁まで争われ、二〇〇〇年に住民敗訴が確定する。

一方で、厚労省は、軍医学校関係者らのべ三六八人に聞き取りやアンケートの調査を行う。二〇〇一年に結果を公表し、「軍医学校の人体標本の一部である可能性が高いが、国籍や七三一部隊との関連は不明」として調査を終えた。見つかった人骨は、発掘現場近くの納骨施設にいまも安置されている。

七三一部隊と医学界の因果は糸車のようにめぐりつづけている。「命令」と「探求競争」と「利得」が揃えば、人は善悪の境界を跳びこえる。平時の医療にかかわる利権も似たような構図で形成され、公平さを蝕む。ツケは庶民に回される。その歯止めは、事実を開示して、公平さに立脚した社会的合意を厚くしておくことだろう。

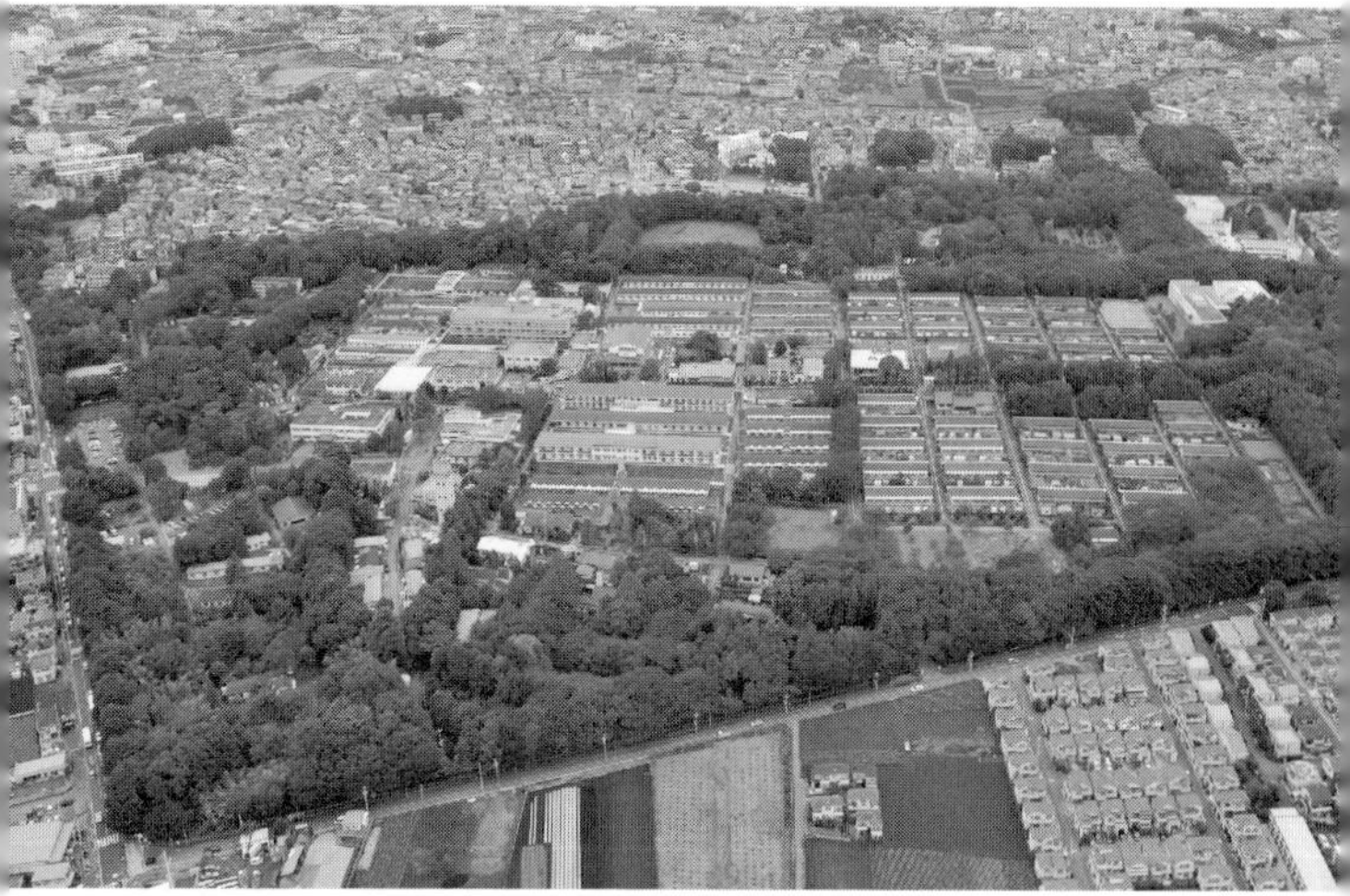

第四章

差別の壁

結核、ハンセン病患者のたたかい〈官僚主義〉

国立ハンセン病療養所「多磨全生園」
（2010年10月29日、東京都東村山市。共同通信社提供）

年	事項
1889	国内初のサナトリウムとして須磨浦療養院（兵庫県）開設
1899	南湖院（神奈川県）を開設
1907	明治政府「癩予防に関する件」による隔離政策を開始
1919	結核予防法、制定
1920	公立では初の東京市療養所を東京市が開設
1931	癩予防法、制定
1937	保健所が結核予防を主目的として全国に配置される
1938	厚生省、設立
1943	ハンセン病の特効薬プロミンが開発される
1944	米ワクスマンらが抗結核薬ストレプトマイシンを発見
1945	若月俊一が長野県南佐久郡臼田町の佐久病院に赴任
1946	結核予防会の医師ら「無料結核検診」を東京有楽町で実施
1949	ストレプトマイシンの国産化を政府が決定
1950	GHQ の指導の下、地域の総合病院に伝染病棟を付設する助成制度が発足 佐久病院に伝染病棟付設
1951	新たな結核予防法を制定
1953	天下の悪法といわれた「らい予防法」制定
1996	日本でハンセン病患者の隔離収容を定めた「らい予防法」廃止。国家賠償訴訟へ
1999	結核、ハンセン病などの予防諸法を統合した感染症法が施行。「人権」が明記される
2001	ハンセン病に関する国家賠償訴訟、熊本地裁で原告が勝訴
2019	国に３億7000万円のハンセン病隔離政策で差別を受けた家族への損害賠償を命じる熊本地裁判決が確定

†偏見という敵

感染症には患者の「隔離」がつきものだ。病原体から社会を守るために感染者を隔てて離す。隔離は避けようのない処置だが、一方で偏見を招き、人の差別感情に火をつける。不浄を忌み嫌う「穢《けが》れ」の観念は、患者一家の村八分や、隔離の長期化、強制隔離といった差別を生んできた。

新型コロナ禍でも、感染者への誹謗中傷や、感染の危険度が高い医療従事者の子どもの通園、通学の拒否といった一種のいじめが起きている。感染症に立ち向かう医師や看護師の家族を差別すれば、かれらの医療に携わる時間が削られ、医療体制は揺らぐ。社会防衛の反作用としての差別は、社会の公平性や防疫の効果を損なう。感染症を根絶するには、ワクチンや治療薬の開発とともに、人の心に巣くう差別意識も溶解させなければならない。

戦後の復興期から高度経済成長期にかけて、公衆衛生学に基づいて感染症を抑える法律や制度の確立が進む一方で、個々の医療現場では医師や看護師、あるいは患者、元患者自身が世間の偏見とたたかった。感染症患者への偏見は、全国各地にみられたが、保守的な農村ではコケのように地域を覆っていた。医療者は、根気よく、しかしどこかで決然と偏見を組み伏せねばならなかった。

†「信州の上医」の来歴

話の舞台を、戦争が終わる前の信州、千曲川沿いの南佐久郡臼田町（現・佐久市）の佐久病院（現・JA長野厚生連佐久総合病院）に移そう。こんにちの佐久総合病院グループは、高度専門医療と救命救急を担う「佐久医療センター」（四五〇床）と地域に密着した「佐久総合病院本院」（三〇九床）、南佐久の中核病院である「小海分院」（九九床）を中心に老人保健施設や訪問看護ステーションなどを傘下に収め、信越地方有数の医療複合体に発展している。「農民とともに」をスローガンに掲げ、国際保健医療にも熱心で「地域医療のメッカ」と称されているが、そのころはまだ診療所に毛が生えたような病院だった。

ここに敗戦の五か月前、三人目の医師として若月俊一《わかつきとしかず》（のち院長、名誉総長：一九一〇～二〇〇六）が赴任して、山あいの町は驚天動地の医療革命の最前線に変わった。庶民にとって医者にかかるのは身上を潰すほどの「ぜいたく」なのに、若月は誰でも診る。それどころか「手術」までして命を助けてくれる。驚くなと言うほうが無理だった。

若月は、一九三六年に東大医学部を卒業している。東大分院外科の大槻菊男教授のもとで修行を積んだ。徴兵された若月は、軍医見習士官として牛込の陸軍軍医学校で学ぶ。ノモンハンに出征する直前、十代で患った肺結核がぶり返し、「東一（臨時東京第一陸軍病院）」に半年間入院した。退院して除隊の命令が届いた。

人の運命は不思議なものだ。あの石井四郎と若月は面識があった。後年、若月は「石井軍医のことは知っていた。酒席の誘いも受けた。部隊にも勧誘されたが、母親の体調がすぐれないとか何とか、ごまかして逃げた。同期の戦友はみんな死んだよ」と語っていた、と佐久病院の医師が教えてくれた。石井から逃げて運命が変わったひとりだろう。

太平洋戦争中、若月は「大衆の中に身をひそめて大衆とともに闘うことが本すじ」と考え、石川島造船所や立川飛行機、石川県の小松製作所などの軍需工場に入った。診療をしながら労働災害の調査をし、学会で何度か発表をした。

それが特別高等警察（特高）の目にとまる。治安維持法違反の容疑で、東京の目白警察署に勾留された。まる一年、留置場に入れられ、毎日、尋問で責め立てられて、唐突に釈放される。恩師の大槻教授を訪ね、若月は畳に手をついて詫びた。そのときの大槻の反応を、自伝『村で病気とたたかう』にこう記している。

「いや、君が主張したようにこの戦争はどうも負けらしい。東京もまもなく焼野原になるだろう。僕は天皇の侍医だから、天皇といっしょに東京にとどまって死ぬつもりだ。しかし、君のような新しい考えをもっている者は、生きのびて国民のために尽してくれないか。国破れて山河ありというが、たとえ日本が負けても日本の民族がほろびるようなことはあるまい。新しい日本の再建のために、山の中で農民のために働く気はないか」

こうして信州・臼田の佐久病院への赴任が決まったのだった。

臼田の町は、北に浅間山、南は八ヶ岳連峰がそびえ、高山列車の小海線がコトコト走るのどかさと、旧天領の封建的な気風が入り交じっていた。若月は地域で唯一の外科医だった。手術治療をしなくては意味がない。しかし手を消毒する滅菌水の設備もなかった。どうにか設備を整え、三か月後には乳がんの手術を行う。外科治療は外来だけでは無理なので、病院内の物置を片づけ、患者を入院させた。臼田の人たちは目を白黒させて驚く。

というのも、それまで臼田や近隣の町村の農民は医療に手が届かなかった。医師は、遠い小諸や長野から呼ばなければ診てもらえない「ぜいたく」な相手だった。医者に往診を頼むことを、「芸者をあげる」に似たニュアンスで「医者をあげる」と言う。よほどの資産家でなければ、医者をあげての大盤振る舞いはできず、手術など夢の夢だったのである。

若月の診療は衝撃的だった。『ノルトマン、キルシュネルの手術書』全一〇巻や『ドイツ医学中央雑誌』と首っ引きで帝王切開から慢性中耳炎、泌尿器の病気と、あらゆる手術を行う。しかも手術場に観覧席を設け、患者の家族に手術を必ず見学してもらい、術後の経過を一緒に見守った。当初、手術に恐怖心を抱いていた人たちも、その効果に目をみはる。青年団や婦人会と連絡を取って、「出張診療」にも出かけた。若月の名は近郷近在に知れわたる。戦争が終わり、町にも脱力感が漂ったが、若月の診療は止まらなかった。農民でも手術が受けられて、医療に革命が起きたようだった。

しかし、一九四六年に佐久病院に従業員組合が結成され、初代組合長に若月が選ばれて上部団体の長野県農業会（のち解体されJA農業協同組合）と団体交渉をしたあたりから、雲行きがおかしくなった。農家の「純粋青年」たちが、病院は臼田の秩序を壊す、と反感を持つ。メーデーで若月組合長は「労働者農民の統一戦線をつくろう」と演説し、医師や看護師が白衣のデモ行進をすると、即座に反動が現れた。

長野県警察で長く特高を務め、公職追放された人物が、事務長の肩書で佐久病院に赴任してくる。地元の保守勢力は、露骨に病院運営を妨げた。

「命が惜しくば直ちに臼田を撤退すべし」「汝の一族に鉄槌下るべし」と脅迫文が舞い込んだ。新聞に「病院はアカの巣窟である」と載る。長野県農業会本部は、組合を解散しなければ病院を閉鎖する、と脅した。若月は病院長に就任し、農業会本部との十数回の激しい交渉を重ね、前代未聞の「労働協約」を結ぶ。病院の診療体制は、辛うじて守られた。

戦後民主主義の価値観がぶつかる混乱期に若月は感染症差別ともわたり合った。そうして佐久病院に「伝染病棟」を建てると言いだしたのだ。またもや町は上を下への大騒動となった。『村で病気とたたかう』をもとに「伝染病棟」建設の顚末を再現しておこう。

†「避病舎」と外科手術

若月には、臼田に腰を落ち着けると決めたときから気がかりなことがあった。町のはずれの小さな神社のそばの「避病舎」だ。平屋のそまつな建物で、障子は破れて、畳はぼろぼろ、便所は汚い。井戸にポンプはなく、釣瓶《つるべ》で水をくみ上げる。伝染病にかかった人は、ここに入れられ、一日一度だけ医者の往診を受けた。三度のお粥は保健婦（現・保健師）がこしらえる。農繁期には建物を消毒し、託児所にも利用するのだが、あばら家同然で不衛生きわまりない。伝染病患者は姥捨《うばす》てのような処遇を受けていた。町の衆は「避病舎」ではなく、「死病舎」と陰口をたたく。

そのころ、農村には赤痢にジフテリア、腸チフス、発疹チフス、天然痘と伝染病がはびこっていた。若月は、他人ごとではないと思い、寒気がした。

ある夜、「先生！　先生！　急患です。子どもが大変です」と保健婦が駆け込んできた。眠い目をこすりながら起きていくと、

「避病舎にいるジフテリアの子どもが死にそうなんです。喉《のど》のなかが腫れ上がってつまって、夜中になって急に息ができなくなりました。ヒイヒイいって、だんだん顔が紫色に腫《は》れあがってきました。チアノーゼです。まるで喉を締め上げられているようで、とても見ていられません」と保健婦は息せき切って喋り、若月に手術を哀願した。

「先生の手で気管を切開する手術をやっていただけませんか。たぶん助かります」

若月は気管切開術の経験がなかった。

ジフテリアは、ジフテリア菌による急性感染症である。患者や無症候性保菌者の咳などの飛沫を介して感染する。潜伏期間は二～五日。感染しても症状が出るのは一割で、多数の無症状保菌者を介して感染する場合がある。症状は、咽頭《いんとう》（鼻から食道につながる部分）や喉頭《こうとう》（咽頭の奥のノドボトケあたり）の病変が多く、発熱に嘔吐、頭痛、咳に始まり、扁《へん》桃《とう》や気道に「偽膜」が形成されて呼吸困難をきたす。かすれ声や、犬が吠えるような咳に独特の症状がみられる。ジフテリア毒素は、心筋炎や心筋障害、末梢神経麻痺などの病変

も起こす。抗菌薬投与の早期治療が望ましいが、やはりワクチンでの予防が効果的だ。日本では一九六八年にジフテリア、百日咳、破傷風の「三種混合ワクチン」が始まり、一九八一年からポリオ(小児マヒ)を加えた四種混合が定期接種されるようになっている。

若月が保健婦から救命連絡を受けた当時は、年間数万人が発症し、その一〇パーセントが亡くなっていた。ジフテリア単独のワクチン予防接種の開始前だった。

気管切開は、気道を確保する緊急手術である。若月は、保健婦に言った。

「たしかに喉を開けば助かるかもしれない。だけど、あのおんぼろの避病舎のなかでは、手術のために手を洗うことさえできない……」

「では、急いで病院の手術場に子どもを連れてくれれば、やってくださるか」

「よし、やってみよう。急げ」

深夜、手術場に子どもが運ばれてきた。喉から首、顔にかけてぱんぱんに腫れ上がっている。若月は喉を切開し、気管にメスを入れる。その創口からヒューっとつまっていた息が吹きだす。子どもは呼吸が楽にできるようになり、紫色に腫れていた顔にみるみる生気がよみがえった。これほど劇的に回復するとは思いもしなかった。若月は、創口にカニューレ(管)を挿入し、勝ち誇った気分に酔う。

「ともかく今晩は病院に泊まっていきなさい。数日たてば、すっかりよくなるよ」

と、子どもと保健婦に言い渡した。

それで一件落着したはずだった。が、まったく予想外の方向からタマが飛んできた。

翌朝早く、地区の保健所の所長から電話が入った。保健所長も医師ではあるが、官僚的で杓子定規な考え方がしみついた人だった。所長はいきなり若月を怒鳴りつける。

「あんた、自分ではいいことをしたつもりかもしれんが、伝染病法違反を犯した。やむをえない、告訴する」

若月はびっくりして、「それはいったいどういうことですか」と訊《き》き返す。

「どうもこうもない。避病舎の患者を連れだして自分の病院へ入れるとは何ごとだ。常識をわきまえないのもはなはだしい。伝染病法違反で、明らかに処罰の対象だ」

若月はカッと頭に血が上る。

「そうですか。私は自分の良心に従って、あの子の命を助けたつもりなんだ。もしゆうべ気管切開をしなかったならば、あの子の命は今朝までもたなかっただろう。命を助けて、処罰されるとは、これはおもしろい」

「何と言おうと、法律は法律なんだ」。若月は言い返す。

「けっこうですとも。どうぞ罰してください。あの子の喉にはカニューレが入っていて、もう二、三日は取れない。いつまたどういうことが起こるかわからないから、患者はすぐには帰せませんよ」。告訴できるものならやってみろ、と喉もとまで出かかった。

「あんたの病棟には他に入院患者がいるじゃないか。その人たちにうつったらどうする」

「あの患者には、病棟の端の、いちばん便所に近い部屋を使っていて、一人一部屋だ」

「でも、便所にいく患者さんたちがその部屋の前を通るじゃないか」

「いや、部屋の前にはついたてを置いてある」

「そんなものでばい菌の伝染を防げると思うのか。屁理屈を言うな。法律は法律だ」

「ええ、ようござんすとも。どうぞ告訴してください」。東京は芝の神明町生まれの若月は、興奮すると伝法な江戸弁が口をつく。

「あとで、ほえづらかくな」。保健所長はガチャンと電話を切った。

いささか大時代がかった罵詈《ばり》雑言《ぞうごん》が電話で飛び交ったが、さすがの保健所長も告訴は難しい。数日後、患者は抜管できて避病舎に戻り、うやむやのまま悶着は収まった。

臼田の伝染病を取り巻く環境は一向に改善しなかった。感染症なのに外科に出番が回ってくるほど患者の容体は悪化した。腸チフスでも、腸にできた潰瘍《かいよう》が破れて穿孔《せんこう》がおきて大事に至る。すぐに開腹手術をしないと命にかかわる事態になっても、不潔な避病舎では執刀は難しい。重篤なケースが重なり、若月は一念発起した。「佐久病院に近代的な伝染病棟を建てよう」と思い立つ。臼田の町長は賛成してくれた。周辺の村長たちとも話し合い、一三か町村で「伝染病院組合」を結成し、建設資金を分担し合う構想を立てる。

だが、ここで地元、臼田町の町民、とくに農家から反対の大合唱がわき起こった。伝染病のような恐ろしいものを集めるな。川上の佐久病院から汚物が流れてきたら川下の農家はたまったものではない。どうしても伝染病棟の建設を進めるのならムシロ旗を立てて大反対をしてやるぞ、といきり立つ。計画は中止の憂き目を見た。

伝染病棟を一番必要としているのは農民たちである。それなのに感情が先走って事態が前に進まない。若月は、そのジレンマを『村で病気とたたかう』にこう記す。

「私はやきもきした。たしかに、民衆のニード（需要）とディザイア（願望）とは、別のものだということを知らされた。誰でも自分が伝染病になってみればその必要性がいやというほどわかるのだが、そして私ども専門家にはそれがわかっているのだが、単なる素人の感覚だけで判断されると、事実と反対の結論になりやすいのである。なるほど、とそれが正しく理解されて、本当に民衆の声となるには、結局は必ずそうなるにしても、しばしば長い時間と苦しい啓蒙の積み重ねが要るものだ」

「需要」と「願望」は違う。言われてみれば当たり前のようだが、わたしたちは違いになかなか気づかない。感染症流行のパニック状態ではなおさらだ。その違いを知り、ほんとうに必要なものは何か、気づかせるために必要なのは「長い時間と苦しい啓蒙の積み重ね」と若月はいう。啓蒙される側には、正しい情報と、それを読み解く力が必要だ。

頓挫しかけた伝染病棟の建設は、GHQからの一本の指令で急転直下、前へ進んだ。GHQが農村地域の避病舎制度を改め、総合病院に近代的な伝染病棟を付設せよ、と政府に指示したのである。若月と同じ発想だった。厚生省は、急いで指令に沿った法律を策定し、国と県が建設費の三分の二を補助するしくみができあがる。

臼田の町長は、チャンス到来とばかり「こりゃぜひやろう。新法での伝染病棟第一号をめざそう」と張り切った。一九五〇年七月五日、公民館で町民大会が開催される。八日にも小学校講堂で是非を問う討論会が開かれた。建設費は補助金と一三か町村の分担金で賄えると説明されると、町民の代表者たちは溜まりにたまった鬱憤を吐きだした。

「なぜ町のまん中で、用水のそばに立てなければならないのか。伝染病院は郊外にあるものと相場がきまってるではないか」。町当局が答える。

「ところが最近はその相場がかわってきたのだ。避病院で医者の往診が一日一回ぐらいでは充分な手当もできない。病勢急変の場合は見殺しにすることになる。伝染病にかかった者は不運とあきらめて、姥捨山《うばすてやま》にすてる気持で島流しになる、というのは旧時代の方法だ」

「しかし他町村の病人までしょいこむのはどういうものか。まるで貧乏神みたいなもので町の発展を阻害することになる。各町村から大勢の患者が入院すれば、この町の中央街は伝染病者がいて危険だから買い物するな、縁日にいってもおみやげは駅前で買えよということになりはしないか」

「たとえば長野の赤十字病院には昔から伝染病棟があるが、あの辺の大通りに悪い影響があるというようなことは聞いたことがない」

「でも、とにかく伝染病なんて……」と、討論はいつまでもつづいた。

†戦後民主主義で官僚政治は変わったのか

反対派を改心させるターニングポイントは、若月を「告訴するぞ」と脅した保健所長のひと言だった。「このたび進駐軍の指示にもとづき、従来の隔離に重点をおいた避病院を、普通患者とまったく同一の治療機会を享受できる伝染病棟にきりかえることになった」と所長は淡々と述べ、こう言い切った。

「佐久病院に完全な伝染病棟ができれば、一町一二か村村民が万一の場合安んじて入院治療を受けられるであろう」

若月は、保健所長の加勢が「うれしかった」と自伝に書いている。

堅物《かたぶつ》の保健所長も若月たちの奮闘にかぶとを脱いだようだ。

が、しかし、保健所長の「転向」にこそ、私は日本的官僚主義の神髄があると思う。戦前、戦中、国家主義の官僚機構の巨大三角形のてっぺんには「現人神《あらひとがみ》」の天皇がいた。役人のふるまいは「お上」に収斂《しゅうれん》される。その天皇が、敗戦で人間宣言をして国民統合の象徴にすべり落ち、代わって頂点にすわったのが占領軍（ＧＨＱ）だった。すると、三角形の「下」の官僚機構は、またもや「上」の命令に従って実務を積み重ね、制度を構築していく。役人は、てっぺんがどう替わろうと忠実に動く。官僚主義の歯車は、戦前、戦中、戦後も、ずっと回りつづけている。

問題は、官僚主義の針路である。方向が国家主義から民主主義に変わったのかどうかだ。伝染病対策は、官僚主義の針路が問われる試金石でもあった。伝染病を断つには、新たな立法や制度改変で、これまで軍隊と公務員、富裕層に偏っていた医療を庶民に開放しなくてはならなかった。医療の民主的な大転換が最優先の課題だ。巷にはびこる伝染病への対策は、戦後日本の浮沈を問う基準となったのである。

なかでも死因第一位で「国民病」とか「不治の病」と恐れられる「結核」への対応は急務だった。戦後の復興は結核の撲滅にかかっていた、といっても過言ではない。

†困窮が蔓延させた結核

結核は、「結核菌」による慢性感染症で、患者の咳やくしゃみの飛沫に含まれる結核菌が空中に飛び散り、それを他人が吸い込んで感染する。感染しても必ず発病するわけではない。「平均すれば感染者のうち発病するのは二〇パーセントくらい」と結核予防会結核研究所元会長で医師の青木正和は『結核の歴史』で述べている多くの人は感染しても免疫の力で発症を抑えているが、日本では発病した結核の約八割が「肺結核」だ。結核菌が肺の内部で増え、さまざまな炎症を起こす。初期は風邪と似ていて、咳や痰、微熱が長くつづく。体重が減り、食欲が減退して寝汗をかく。だるさや息切れ、血の混じった痰が出て、ひどくなると喀血《かっけつ》（血を吐くこと）や呼吸困難で死に至る。

結核は、肺以外にも病変をつくる。冒される臓器ではリンパ節が最も多く、首の脇が腫れる頸腺《けいせん》結核は「るいれき」といわれた。喉頭、腸、腹膜、あるいは脳を包む髄膜に入って「結核性髄膜炎」を発症させることもある。

結核菌が背骨に定着すると「脊椎カリエス」と呼ばれる。文学者で俳人の正岡子規は、二一歳で肺結核の喀血をし、さらに腰椎の脊椎カリエスに苦しみながら一三年間の闘病生活を送った。腸結核も患っていたようだ。子規の背骨は圧し潰され、流れ出る膿《うみ》は肛門部まで達し、激痛に耐えながら妹の律に膿の包帯交換をしてもらっていたという。

「痰一斗糸瓜《へちま》の水も間にあはず」などの辞世の三句を残し、一九〇二年に子規は逝く。子規の死から半世紀ちかく経っても、日本では結核で命を落とす人があとを絶たなかった。

一九四六年七月、東京は有楽町の焼け跡に奇妙なポスターを掲げたテントが現れた。

「いますぐ行けよ、三分間の道草、復興はまず健康から」

「結核は予防できる。科学的健康診断を」

結核予防会の医師たちが炎天下、闇市が並ぶ一角に「無料結核検診」のテントを張ったのだ。検査、検診なくして感染症とはたたかえない。医師たちは、残っていた虎の子のフィルムを使い、有楽町や渋谷などの焼け跡五か所で六一日間、ツベルクリン反応検査やX線間接撮影を行う。毎日数百人が受診し、総受診者数は二万一八八六人に達した。そのうちの一一パーセントが「治療を必要とする結核患者」だった。

空襲で街が破壊されて人びとは家を失い、食料不足で栄養状態は悪化した。細胞性免疫機能が衰え、結核菌は増える。困窮と飢餓が「消耗する病気」といわれる結核の温床であった。この社会的病巣をどう絶つか。ふり返れば、結核対策は苦難の連続だった。

†隔離が強いる孤立

結核には、「予防」「検診」「治療」の三位一体の対策が望まれるが、治療薬のない時代は患者の隔離が主体だった。一九世紀後半、ドイツで、新鮮な大気、栄養、安静を重んじるサナトリウム療法が発達すると、日本もこれを取り入れる。一八八九（明治二二）年に本邦初のサナトリウム「須磨浦療養院」が兵庫県に建てられた。一〇年後、神奈川県の茅ヶ崎に「南湖院」が開かれる。南湖院は、昭和初期には五万坪もの敷地に一四棟、常時二〇〇人が入院できる規模に拡大され、「東洋一のサナトリウム」といわれた。

とはいえ、サナトリウムで根治はできない。良い環境で抵抗力が回復し、菌が陰性になる人もいたが、多くの入所者が死んだ。治療薬の開発は人類の悲願だった。結核菌を発見したコッホがツベルクリン療法を公表したが、第二章でも触れたように効果はなく、かえって結核を悪化させて失望を買う。

一九〇八年にコッホが来日し、イギリスやドイツで結核が減少した理由を語った。「伝染病への注意意識」「生活状態の改善と衛生思想の発達」「貧民住宅の改善」「療養所の増加による感染源の隔離」の四点を挙げる。日本滞在中のコッホの動静は新聞で大々的に報じられ、結核予防の世論を喚起した。

資本家が反対していた「工場法」が一九一六年に施行され、懸案の「女工の結核」にメスが入る。ただ、庶民には多額の費用がかかるサナトリウムは高嶺の花だ。

政府は、貧しい患者も入院できる公立の結核療養所の設置法を制定し、内務大臣が東京、大阪、神戸の三市に療養所の設置を命じた。東京市が候補地の選定にとりかかると、さっそく「肺療所の敷地秘密買占、村民大反対」（やまと新聞一九一七年六月一三日付）と地元に反旗がひるがえる。結核患者を抱える家族は、親兄弟でも患者と距離をとり、息をひそめて暮らしていた。療養所は疫病神と嫌われる。

東京市は半年かけて反対運動を鎮め、一九二〇（大正九）年、豊多摩郡野方村（現・中野区江古田）に「東京市療養所」（五〇〇床）を開いた。大正末期には公立、私立合せて療養所の病床は約三〇〇〇に達したものの死亡者総数のわずか二・六パーセントを収容できるにすぎなかった。

小説家の幸田文は、結核にかかって十九歳で夭折した弟をモデルに小説「おとうと」を書いている。作品中、結核患者と周囲との隔絶を、次のように描写した。

「伝染への遮断の垣根は、実は彼のからだの皮膚一重《ひとえ》を境にしてぎっしりと建てこめられた垣根なのだ。あの人この人が建てまわす垣根なら、まだゆとりもあろうというものである。自分のからだ一ツを残して皮膚一ト重のぐるりにぎっしりと建てつらねられた遮断の垣根であることを悟った以上、彼には身じろぎ一ツの自由も許されていないことに気がついたのだ」

療養所での患者の孤絶感は想像を絶するものだった。

†戦争と結核

昭和の戦時体制に入ると、結核死亡率は一段と上昇する。しかも二〇～二四歳の男性の結核死亡率が爆発的に増えた。その要因は、言うまでもなく軍国化である。

軍需産業の育成で重工業が成長し、工場の劣悪な環境で働く若者たちに結核が拡がった。最も大きな感染源は軍隊だ。徴兵検査の打聴診では結核感染者を十分に把握できず、多くの青年が入隊後に発病する。内地に送還されて除隊し、故郷に戻って感染を拡げた。

政府は、結核を「亡国病」ととらえ、患者の早期発見、隔離の政策へと傾く。一九三〇年代には、東京府北多摩郡清瀬町（現・東京都清瀬市）に「東京府立清瀬病院」が建てられ、保護施設の「府立静和園」、東京市職員の代用病院、さらに「傷痍軍人東京療養所」、「結核予防会」が置かれる。清瀬は結核療養の代名詞に変わった。さらに最前線の予防組織として「保健所」が全国各地に配置された。

軍部は、結核患者の激増で徴兵検査の合格者の体力が低下していると危惧し、政府に保健社会省の設置を求める。これを受けて、一九三八年、内務省の衛生局が分離されて「厚生省」が誕生した。戦争遂行の「国家総動員法」のもとで「健民健兵」政策が展開される。

だが、過酷な戦地で兵隊は容赦なく痛めつけられた。のちに「今太閤」と呼ばれて総理大臣の座につく田中角栄も、その一人だ。一兵卒の田中は満洲北部に出征した。部隊の酒保に勤務中、クルップス肺炎と右乾性胸膜炎を併発して倒れ、内地に送還される。仙台陸軍病院の重篤者用の特別個室に入れられた。死ぬ間際のうめき声などを他の患者に聞かせないための処置である。二週間、危篤がつづき、新潟の実家に「病い重し」の電報が打たれる。そのときの心境を、本人は『田中角栄　私の履歴書』に、こう綴っている。

「軍医が衛生兵を連れてきて、財布の中のあり金を数えたり、紙幣の番号を記録させたりした。そして最後に時計の番号を記録しながら、私に『食べられたら、なんでも食べてよい』と一言いって去った。私はそのとき、こんなことをされたら、生きる病人も死ぬと思った。時計や札の番号の記録は患者が死亡後、遺品の措置をするための準備であることは、陸軍病院に入院したものはだれでも知っている。しかもこれをやられた患者は、ほとんどが旬日をいでずして、裏門より棺となって送り出されるのである。おこってみてもしようがない。私は静かに目をつむる以外なかった」

田中は奇跡的に助かったが、似たような境遇で無数の兵士が死んだ。

厚生省は、結核のワクチンに着目する。いわゆる「ＢＣＧワクチン」の接種だ。まず、ツベルクリン反応で結核菌に感染しているかどうかを調べ、反応の出ない陰性者にBCGワクチンを注射する。結核菌の免疫を獲得させようというわけだ。一九四〇年ごろから満一五～一九歳の男子へのツベルクリン検査、X線検査が取り入れられた。

しかし、戦争の激化とともに患者は増える。結核菌が蔓延している状態では、幼いときにワクチンを投与しないと効果は薄い。結核は「死病」と恐れられた。

そうした暗黒の時代に一縷の望みが見えてくる。一九四四年、アメリカのワクスマンらが抗結核性抗生物質「ストレプトマイシン」を発見し、ようやく結核の化学療法の新境地が開かれたのだ。もっとも、革新的な抗結核薬も敵国の日本には届かない。

敗戦で日本帝国が崩壊して、結核治療もようやく国家主義のくびきを解かれたのだった。有楽町の焼け跡に現れた「無料結核検診」のテントは新時代の到来を告げていた。

†躊躇なき予算配分で病気の克服へ

日本に進駐したGHQは、サムス准将のPHW（公衆衛生福祉局）を中心に矢つぎ早に対策を講じた。まっさきに軍関係の医療施設を一般患者に開放するよう指示し、傷痍軍人療養所三六施設、二万八七〇〇床が「国立結核療養所」に転換される。民間や地方自治体に頼っていた療養所に初めて「国立」の施設が加わった。戦中に設立された特殊法人、日本医療団の療養所九五施設も国立療養所に吸収される。日本赤十字社、済生会などの私立療養所を含めると、一九四七年の結核病床数は五万三三九九床に増えた。

軍関係施設の転換で療養所は量的に拡大した。しかしその「質」は劣悪だった。元遊郭や兵営にベッドを置いただけの古い病棟にすきま風が吹き込む。医師も看護師も圧倒的に不足しており、食糧難が追い打ちをかけ、感染状況はなかなか好転しなかった。

一九四九年に抗結核薬のストレプトマイシンが輸入され、結核治療に「光」がさす。当初、進駐軍を介して日本に入ったストレプトマイシンは、わずか二〇〇キログラムだった。患者一人に一日一グラム×四〇日投与で五〇〇〇人分しかなく、年間の新規発生患者数四六万人に比すれば焼け石に水である。

結核に病む人は、のどから手が出るほど「ストマイ」がほしい。米兵が横流しし、個人的にアメリカから送られたものが闇で売られて、一グラムが五〇〇〇円以上に高騰する。現在の貨幣価値に換算すれば、二〇万円ぐらいだろう。四〇日投与で八〇〇万円だ。

政府はストマイの国産化に踏み切る。一九四九年九月、年間生産量を当面三〇〇〇キログラム（七万五〇〇〇人分）と定め、国産薬が外国製品と競合しても採算割れしない値段で国が買い上げる「ストレプトマイシン国内生産確保要綱」を閣議決定した。この買い上げ制度を利用して株式会社科学研究所（理化学研究所の前身）が生産に着手する。三〇トンの巨大タンク三基を稼働させて国内需要の三分の一まで生産量を拡大していく。

ストマイは腸結核などに劇的効果をもたらす半面、肺の結核菌では四〇日間の治療終了時に耐性が現れ、悪化する例があった。そこでスウェーデンのレーマンが開発した抗結核薬パスとの併用が行われる。ストマイとパスを一緒に使うと耐性出現が抑えられ、治癒率が上がった。併用療法は標準化し、ＢＣＧ接種の予防効果も向上する。

一九五一年、厚生省は、「予防」「検診」「治療」を三位一体とした新「結核予防法」案を国会に提出し、可決成立する。法律の施行で、ツベルクリン検査や胸部Ｘ線間接撮影による早期発見がＢＣＧ予防接種とつながった。画期的だったのは、治療費の公費負担が明確にされたことだ。

当時、結核患者の療養所入所は、半年、一年に及ぶことも珍しくなかった。治療費の負担軽減は最大のニーズである。公費負担が法律で定められ、一九五五年の入院患者数は二〇万人をこえた。この年の国民総医療費二三八八億円のうち、何と二六・八パーセントの六四一億円が結核という一つの病気に投じられている。思いきった予算配分だ。

ちなみに二〇一七年度の病院や診療所でかかった総診療費（医科診療医療費）は三〇兆八三三五億円。このうち死因第一の「新生物〈腫瘍〉＝がん」の割合は一四・一パーセントで、四兆三七六六億円。国民医療費四三兆円に照らせば一〇パーセント程度だ。いかに結核に投下された公費の割合が大きかったかおわかりいただけるだろう。

結核病床数は一九五八年をピークに以後、少しずつ減っていく。一九六〇年代に入り、日本社会が「所得倍増計画」をテコに高度経済成長の軌道にのると、新しく発生する患者はみるみる減った。「国民皆保険」が達成され、誰もが保険証一枚あれば医療機関にかかれるようになる。一九六二年の結核の新登録患者数はマイナス一〇パーセント超を記録。以後、六年ごとに新規患者は半減し、一九七七年まで世界で最も急速に減っていく。公衆衛生のしくみと化学療法、生活水準の向上が相まって、死病といわれた結核が「治る病気」に変わったのである。

こうして結核は、日本近代一〇〇年の長いトンネルを抜け出したのだった。

†ハンセン病とはどのような感染症か

結核患者の減少にともない、隔離する療養所も減った。国立療養所の多くが統廃合される。東京の国立療養所中野病院は、一九九三年に国立国際医療センターに統合され、跡地は公園に変わっている。結核のほかに赤痢、ジフテリア、腸チフス、天然痘といった終戦直後に流行した伝染病も、高度経済成長期に激減した。

しかし、このような時代の流れに取り残され、「強制隔離」を延々と強いられた感染症の患者、元患者がいる。ハンセン病を発症した人たちである。ハンセン病とは、どのような感染症なのか。国立感染症研究所は、その「概念」を次のようにＨＰで解説している。

「ハンセン病は抗酸菌の一種であるらい菌による慢性細菌感染症で、主な病変は皮膚と末梢神経で、内臓が侵されることはまれです。各人のらい菌に対する免疫能の差から病型が分類されるので、免疫病とも言われています。『ハンセン病』が正式病名で、『らい』、『癩』などを用いません。

診断・治療は一般の医療機関（保険診療）で行われています。感染し発病することは稀《まれ》です。感染源は、らい菌が多く証明される未治療患者で、飛沫感染といわれています。感染時期は免疫系が十分に機能していない乳幼児期で、その期間の濃厚で頻回の暴露以外ほとんど発病につながりません。また感染から発病までには生体の免疫能、菌量、環境要因など種々の要因が関与するため長期間（数年〜十数年〜数十年）を要します。遺伝病ではありません。日本での新患数は、日本人は毎年数名、在日外国人も数名です」
「暴露」とは病原体にさらされることをさす。ハンセン病は感染力の弱い病気だ。日本ではMDT（多剤併用療法）に内服薬を加え、WHOの基準よりも治療期間を延ばして完治をめざす。内服終了すると治癒と判定される。ハンセン病は早期の診断、治療で後遺症が残ることは稀になった。「小児期以後の人が感染しても現在の日本では発症することはまずありません」と感染症研究所は言い切っている。治る病気なのである。

だが、ハンセン病は、古来、恐ろしい病気の代表のように扱われてきた。

日本で記録上、初めてこの病気が登場するのは『日本書紀』とされる。「第二二巻推古天皇二〇年是歳《ことし》」には、こう記されている。

《是歳、百済国《くだらのくに》より化来《おのづからにまうく》る者あり。その面身《おもてむくろ》、皆斑白《みなまだら》なり、もしくは白癩《しらはた》ある者か。その人に異《け》なることを悪《にく》みて、海中《わたなか》の嶋《しま》に棄てむとす。然るにその人の曰はく、『もし臣《やつかれ》（＝わたくしめ）の斑皮《まだらはだ》を悪みたまはば、白斑なる牛馬をば、国のなかに畜《か》うべからず。また臣、小《いささか》なる才《かど》（＝造園の才）あり。よく山岳の形を構《つ》く。それ臣を留めて用いたまはば、国の為に利《くほさ》（＝利益）ありなむ。何ぞ空しく海の嶋に棄つるや』といふ。是に、その辞を聴きて棄てず。よりて須彌山《すみのやま》の形および呉橋を南庭《おほば》に構《つ》けと令《おほ》す……》

その後、斑白の人は、造園の才を発揮し、人びとから「路子《みちこ》の工《たくみ》」と呼ばれたという。朝鮮半島からの渡来人が登用された一節だ。

仏教が民衆化すると「癩病は業病」との考えが広まり、仏法誹謗の悪行の報いと説かれた。病気を発症した者は、働けなくなり、商家の奥座敷や、農家の離れ小屋に閉じ込められる。家族に迷惑をかけまいと旅に出る「放浪癩」が大勢現れた。

†癩予防法という誤謬

明治維新後、諸外国から患者を放置していると非難された政府は、一九〇七（明治四〇）年、「癩予防に関する件」という法律を制定し、「放浪癩」を療養所に入所させて、一般社会から隔離した。行政による隔離の始まりである。

一九二九年（昭和四）年には、各県が競ってハンセン病患者を見つけ、強制的に入所させる「無らい県運動」が全国展開された。二年後、政府は「癩予防法」を成立させ、強制隔離によるハンセン病絶滅政策を掲げる。在宅患者も療養所へ入所させた。全国に国立療養所を配置し、全ての患者を入所させる体制が築かれる。「無らい」といっても病気の根絶ではなく、患者を人目から遠ざけて隠し、閉じ込める政策だった。

当時、真宗大谷派は宗門雑誌で「単に一個人の破滅ではない。一人出家すれば九族天に生まるというが、一人癩に感染すれば九族地獄に堕するのである」「われ等御一派が、法主裏方を総裁に戴き、総動員をもってこのことに当らむとするにおいては、そのいずれの社会的努力よりも根深き宗信念の確実なる決心覚悟をもってこれに当らねばならない」と「無らい県運動」の旗を振った(「癩絶滅と大谷派光明会 一」一九三一年一二月号)。

次々と建設されるハンセン病療養所には、同じような歌碑が立つ。

「つれづれの友となりても慰めよ　行くことかたきわれにかはりて」

大正天皇の伴侶、貞明皇后が詠んだ歌だ。療養所に行けない私に代わって、患者の友となって慰めてください、ととれる。民衆は、皇后の思し召しに鼓舞される。高貴な方が歌で患者を見守っている、ありがたい、優秀な民族の血を守るために患者を隔離しよう、下々のわれわれも励もうと活動した。放浪患者、在宅患者をゼロにして「無らい県」を目ざす。仏教界は患者に、ここが浄土だ、療養所に入れ、と諦めを植えつける。官民一体で「らいは日章旗の汚点だから洗い落とさねばならぬ」と運動を推し進めた。国体護持を最優先する国家主義が患者を押さえつけ、強制隔離の牢獄にぶち込んだのである。

小説家の北条民雄がハンセン病を発病して破婚し、東京東村山の全生園(現・国立療養所多磨全生園）に入ったのはそんな時代だった。闘病生活のなかで自殺の衝動にさいなまれつつ文学に精魂を傾け、師と仰ぐ川端康成の手で北条の作品は雑誌に載せられた。

なかでも『間木老人』に次ぐ第二作『いのちの初夜』が「文學界」一九三六年二月号に掲載されると文壇に衝撃が走った。主人公の尾田は、療養所に入って初めての夜、まわりの人の異様な姿に圧倒され、おののき震える。全身に包帯を巻かれて首から涎《よだれ》掛けのようなものをぶら下げた男が、寝台に端座し、「南無阿弥陀仏南無阿弥陀仏」と唱えている。当直の佐柄木は、男は喉に穴をあけて五年も生きのびていると尾田に言う。佐柄木も患者だ。病気に顔面を冒され、片目には義眼を入れている。佐柄木は「ね尾田さん。あの人たちは、もう人間じゃあないんですよ」と声をかけ、怪訝そうな尾田に語りかける。

「人間ではありませんよ。生命です。生命そのもの、いのちそのものなんです。僕の言うこと、解ってくれますか、尾田さん。あの人たちの『人間』はもう死んで亡びてしまったんです。ただ、生命だけがびくびくと生きているのです。なんという根強さでしょう。誰でも癩になった刹那に、その人の人間は亡びるのです。死ぬのです。社会的人間として亡びるだけではありません。そんな浅はかな亡び方では決してないのです。廃兵ではなく、廃人なんです。けれど、尾田さん、僕らは不死鳥です。新しい思想、新しい眼を持つ時、全然癩者の生活を獲得する時、再び人間として生き復《かえ》るのです。復活そう復活です。びくびくと生きている生命が肉体を獲得するのです。新しい人間生活はそれから始まるのです。尾田さん、あなたは今死んでいるのです」

凄まじい語りである。北条民雄は、抑圧されながら文学に「復活」を懸けて自らの宿命を直視しつづけ、翌三七年、腸結核で夭折する。享年二三歳だった。

†国家の過ち

ハンセン病は、一九四三年に特効薬プロミンが開発され、治癒できるようになった。だが、敗戦を機に、あらゆる分野で国家主義から民主主義への大転換が行われても、政府は患者の強制隔離を継続する。四八年には「優生保護法」を制定した。優生手術の名のもとに療養所の男性入所者に「断種(不妊手術)」が行われ、女性入所者が妊娠すると堕胎を強制される。国際社会は、早期発見・早期治療と人権の尊重を主眼とする開放処遇、外来治療政策を推奨していたが、日本政府は一顧だにしない。時間が止まっていた。

たまらず、療養所の入所者は「全国国立らい療養所患者協議会(全患協)」を設立し、法改正を政府に要求する。政府は、しっぺ返しをするかのように患者の猛反対を押し切って一九五三年に「らい予防法」を制定。強制隔離、継続強制入所、従業禁止、汚染場所の消毒、外出禁止、所長による秩序維持など、人権を侵害する条項を並べる。治っても退所の規定がなかった。この天下の悪法で、世間のハンセン病への偏見と差別は以前にも増して強まる。患者はもとより家族も結婚や就職を拒まれた。病気を隠して療養所の外で暮らす人たちは、差別を恐れ、適切な医療を受けられなかった。

らい予防法が廃止されるのは、一九九六（平成八）年のことである。失われた時はあまりに重い。真宗大谷派は「教団は教えや権威によって、国の隔離政策を支える社会意識を助長させ、隔離を運命と諦めさせる誤りを犯した。この誤りを懺悔し、関係者への謝罪をする……」と声明を出す。だが、取り返しはつかない。療養所の入所者は平均年齢七六歳の高齢であった。後遺症の身体障害を持つ人もいる。

一九九八年に熊本地裁に「らい予防法」違憲国家賠償請求訴訟が提訴され、翌年には東京、岡山でも訴訟が起こされる。二〇〇一年、熊本地裁で原告（患者・元患者）が勝訴すると、政府は控訴を断念した。国は、患者・元患者に謝罪し、療養所退所後の福祉増進を目的に給与金事業を始める。二〇一九年には、隔離政策で患者の家族が差別を受けたとして国に損害賠償を求めた訴訟で、熊本地裁が三億七〇〇〇万円の賠償を国に命じると、国は控訴せず、判決は確定した。

近年、ようやく国は過ちを認め、ハンセン病の患者や回復者の名誉回復が緒に就いた。が、しかし、社会の偏見、差別の壁は巨大で厚い。熊本の家族訴訟でも原告五六一人の大半が「匿名」で裁判に加わっている。家族でさえ名前を知られて差別されるのを恐れ、匿名という防護具を手放せないのだ。

†「生きるか死ぬか、人間を信ずるか、信じないか」

人間を抑圧する負の連鎖を断ち切るには、どうすればいいのだろうか。

私は、差別の巨大な壁に「カミングアウト（公表）」という砕岩機《ドリル》で穴をあけようと立ち向かってきた作家でハンセン病回復者の伊波敏男《いはとしお》を訪ねた。伊波が一九九七年に上梓した半生記『花に逢はん』は沖縄タイムス出版文化賞を受賞し、その後も版を重ねている。人が自らの病や傷を掘り下げ、文字にするには覚悟が必要だ。伊波の半生記には、幸田文が『おとうと』に書いた「からだ一ツを残して皮膚一ト重のぐるりにぎっしりと建てつらねられた遮断の垣根」に挑んだ軌跡が鮮やかに記されている。

伊波は、一九四三年、沖縄県南大東島の農家に生まれた。翌年、一家は父祖の地である沖縄本島の今帰仁《なきじん》に帰った。ハンセン病は乳幼児期に「濃厚で頻回」らい菌にさらされることで感染する。伊波の家族や親しい人に感染者はいなかった。ただ、伊波の乳幼児期は「鉄の暴風」といわれた米軍の沖縄本島総攻撃と重なる。乳飲み子の伊波は両親に連れられ、爆撃を逃れてガマ（洞窟）に逃げ込む。そこがハンセン病患者たちの住まいだった、と後年、母から伊波は聞かされている。患者たちは伊波一家が避難する一〇日前までガマで暮らしていたが、日本軍に連れられて移動していた。そのガマで感染したのだと母は言う。それは原因ではない、病気をうつした人が必ず近くにいたはずだと伊波が問いつめると、母は首を振り、「ウリヤ（それは）、イクサドヤル（戦争だ！）」と断言した。

十代の初め、伊波の体に異変が生じた。全身に痛みが襲ってくる。痛み止めの注射を打たれた後、痛みは消えたが両手の肘から指先までの知覚が失われ、掌が内側に曲がり、手の甲を上向かせようとしても力が入らない。一四歳で「らい病」と診断され、名護市屋我《やが》地《じ》島の沖縄愛楽園に強制隔離された。伊波は語る。

「療養所に入って、驚いたのは『関口進』と書いた紙を渡され、今日からきみの名前だ、と告げられたことです。親類縁者に害が及ばぬように偽名にされた。伊波敏男という存在が消されたのです。ショックでした。あのころ、愛楽園の入所者は九四六名だったようです。少年少女舎の一部屋六、七人での共同生活が始まったけど、中学を卒業したら大人のいる一般舎に移らなければなりません。一般舎には朝から酒を飲んで大声で騒ぐ人もいた。自分も一生あそこで暮らすのかと思うと不安で、不安で、とても怖かった」

多感な関口少年は、さまざまな出会いを経て「自立」への階段を上っていく。

一九五八年、川端康成が沖縄に来訪した。ノーベル文学賞を受賞する一〇年前である。川端は愛楽園に行きたいと希望し、作文が上手かった関口少年と対面する。川端は「本は好きですか」と少年に聞いた。「はい」と応じると「北条民雄の『いのちの初夜』は読みましたか」と川端は質問を重ねる。関口少年は答えた。

「はい。でも、よくわかりませんでした。だけど、(川端)先生と北条民雄さんの往復書簡で覚えているところがあります」

「へーっ、どっどっどこ」と川端は急いて訊ねた。

「『僕には、何よりも、生きるか死ぬか、この問題が大切だったのです。文学するよりも根本問題だったのです』『人間が信じられるならば堪えて行くことも出来ると思います。人間を信ずるか、信じないいか』」。少年は日記に書きつけている北条の文章を諳《そら》んじた。

川端の大きな目にみるみる涙がたまった。深くうなずいて、細い手を伸ばしてくる。一瞬、少年は掌を引っ込めそうになったが、川端はかまわず自分の手で握りしめた。

そのときの光景は、伊波の瞼にしっかりと焼きついている。

「川端先生は、細い手で僕の太ももをパンパン叩いて、進君！　関口君！　きみはわかっています。北条民雄の悲しみがわかっています。たくさん書きなさい。自分のなかにいっぱい蓄えなさい、と言ってくれました。何かほしいものはありますか、と聞かれたので、本ですと答えたら、四週間後、本を詰めた段ボール箱がいくつも届いたんです」

†伊波敏男のカミングアウト

向学心に燃える関口少年は「決死の沖縄脱出」を敢行する。「ヤマトに行って勉強したい。逃げたい。パスポートがほしい」と父を説得した。暗夜、愛楽園を抜け出し、父が近くの海岸に乗りつけたサバニ（小舟）で脱走を図る。みごとに逃げ、米軍軍政下の那覇港の検疫も突破し、客船で鹿児島にたどり着いた。同行した父は、途中で逃亡が発覚したら息子と一緒に海に飛び込む覚悟だったという。鹿児島の療養所で伊波敏男の本名に戻った。

伊波は鹿児島から、岡山にあるハンセン病療養所の長島愛生園に移り、邑久《おく》高等学校新《にい》良田《らだ》教室に進む。そのころ、新良田教室は長島愛生園の敷地内に開かれたハンセン病入所者のための唯一の高校であった。

高校時代、伊波は手の機能回復のために一二回もの形成手術を受けている。激痛と高熱に耐え、「人並み」になろうと足の腱を切り取って手に移植した。献身的な若い看護師に恋をして手紙を送る。「あなたは療養の身。わたしは年下だけど自活しています。そんなわたしとあなたが人生や夢を語り合えるでしょうか」と鼻づらでピシャリと戸を閉められたような返事がかえってきた。「ようし、絶対に社会復帰して彼女を振り向かせよう」と心に期す。治療の甲斐あって、ハンセン病は完治した。

高校を出て上京した伊波は、東村山市の多磨全生園で暮らしながら麻布の中央労働学園（現・武蔵野学芸専門学校）に通った。いつも誰かに見られているのではないかと怯え、手をポケットに隠す。同級生とは口もきかなかった。そんな伊波に「カミングアウト」の転機が訪れる。ある晩、ヤマグチという同級生に強引に誘われて居酒屋に入った。

ヤマグチは「迷惑かもしれないけど、おれはおまえが気になって仕方ない。なぜだか情けないんだよ。何があったんだ」と伊波の心の扉を荒々しく叩いた。

伊波は向き直り、両手を前に突き出す。ハンセン病の後遺症でこうなった、と告白した。

「何回も手術をして、やっとこの程度だ」と吐き捨てるように言うと、ヤマグチは伊波におしぼりを投げつけて怒声を張り上げる。

「馬鹿野郎。病気はおまえのせいかよ。病気はおまえの人間性とは無関係だろう。違うか。えっおまえのせいじゃないだろ」

同級生の真情こもった叱責に目頭が熱くなった。伊波が回想する。

「ヤマグチのひと言が僕を変えました。ありのままの手をポケットから出せるようになったのです。ハンセン病回復者であることを隠さず生きていこう、と決めました。ヤマグチは、その七年後、地方で議員をしていたのですが、バイクで新聞を配達する途中の交通事故で亡くなりました」

一九六九年、伊波は、障害者のための授産施設（社会就労センター）を運営する社会福祉法人東京コロニーに入職した。初めて給与を受け取った夜、以前、交際を断られた看護師に手紙を書く。自分の責任で生活ができるようになった、正式につきあってほしい、と。一年半の交際を経て、ふたりは結婚した。

妻は、カミングアウトした伊波の生き方を支えた。一緒にがんばろうと誓い合う。しかし、そこから世のなかの巨大な差別の壁との格闘が始まった。ＮＨＫのドキュメンタリー班が伊波夫妻の番組を作った。ところが、放送当日、急遽番組は差し替えられる。多くのハンセン病回復者がＮＨＫに猛抗議をしたからだった。回復者の大多数が過去を隠し、目立たないように生きている。伊波の姿が茶の間に流れたら「暴かれる」と恐れたのだ。

「おれたちを殺す気か、療養所に逆戻りさせるのか、放送を中止しろと抗議されたのです。僕が出た映像を通じてハンセン病問題が社会の話題になる、関連して暴かれるという不安に襲われる。過去を隠して生きることは、それほど人の心を縛るのです」と伊波は言う。

話し合いが重ねられて半年後に番組が放送されると、マスコミが伊波に群がった。夫妻に長男、長女が生まれ、世間との葛藤は一層激しくなり、妻に重圧がかかる。子どもの保育園入園を断られた。周囲を説得して入園させたら、あの子の隣にうちの子を寝かせないで、と親たちが反発する。集合住宅に入ると隣近所が空き室に変わった。差別のまなざしは容赦なく家族に向けられる。とうとう妻は子を守る母の顔で夫に懇願した。

「お父さん、お願いだから、もう回復者だと言わないで。手足が不自由な障害者でいいじゃないの。静かに暮らしましょうよ」

だが……、伊波はありのままをさらけ出す生き方を変えなかった。結婚生活は八年で破れる。妻は七歳の息子と三歳の娘の手を引いて離れて行った。

†共生への道

伊波は、私生活の厳しさを仕事には持ち込まず、独自のやり方を貫いた。伊波が勤める東京コロニーは、もともと結核の回復者が自立するために国立療養所中野病院の近くに立ち上げた組織である。障害を持つ人が、印刷やモノづくり、縫製、店舗などの施設で働く。迷惑施設ととられかねないので、ひっそりと運営されていた。けれども伊波は職場でも施設ごとカミングアウトする手法をとる。施設を地域に開き、存在を伝える。一九八三年、経営が悪化した東村山市の印刷工場に工場長で赴任した。そのころ、部下だった中村敏彦（現・東京コロニー理事長）が伊波の経営改革を語る。

「コロニーを地域に知ってもらおうと、伊波さんは、祭りや花火大会、カルチャースクールなどを次々に企画して無料で公開したんです。障害者が生活している寮も見せました。地元の人に障害者がここでしっかり生きていると知ってもらえれば共感が生まれる、と信念を持っておられた。狂言の野村万作さんや、富士フイルムの男子バレーボールチームとも伊波さんは掛け合って公演や紅白戦をもってきた。恐いもの知らずです。大げさでなく、命をかけて世間にコロニーの存在を開示しようとしていました。一方で、職場に部門別損益の考え方を導入して、原価意識を徹底させた。瞬く間に経営が改善されました」

ケースワーカーの武藤富子は、伊波と取り組んだ車椅子ミニマラソンが忘れられない。

「多磨全生園の敷地内にコースを設けて、障害者と健常者、一緒に車椅子で走ってもらいました。全生園では二度、開催しましたが、三〇〇人ちかく集まりました。初めてでしょうね。あれだけ一般の人が来たのは。どんな提案をしても、伊波さんは前向きに受けとめてくれた。わたしの自己実現をサポートしてくださった。感謝しています」

離婚してから一〇年後、成長した息子が、突然、「親父、来たぞ」と伊波を訪ねてきた。家の押入れを開け、「ぼくが貼ったやつだ」とマジンガーZのシールをなでる。玄関の郵便受けに家族四人の名前が書かれたままなのを見て「ありがとうな」と言った。「面倒くさいから放っておいたんだ」と父はぶっきらぼうに応える。別れた妻は新しい家庭を築いていた。子どもとの交流がよみがえり、伊波の胸で凍結していたものがじわりと溶けた。

その後、伊波は縁あって新しいパートナーと再婚した。一九九五年に東京コロニーを退職し、川端康成と契った「たくさん書くこと」に専念する。半生記『花に逢はん』の執筆に取りかかった。作家・檀一雄の句「モガリ笛いく夜もがらせ花ニ逢わん」に触発されて書き下ろす。虎落笛《もがり》は、冬の寒風が柵や垣根に吹きつけて笛のような音を立てることをいう。もがるは、逆らう、ゆするの意味もある。幾夜も虎落笛が襲ってきて苦しんでも、春はもうすぐそこまで来ている、と詠んでいる。

†差別の根源

その後、伊波は東京から長野県上田市に移り住み、「信州沖縄塾」を主宰した。沖縄文化を紹介する傍ら、辺野古新基地反対運動を展開し、二〇一〇年に地元紙に意見広告を掲載する。伊波は、ハンセン病への差別が固定化した理由を三つあげる。

「まず厚生省の医療行政です。硬直した官僚組織は患者を隔離することを絶対視しつづけた。法律が医学的根拠を失っても、悪法を葬る見識と勇気を持つ官僚は出なかった。もう一つは『日本らい学会』（現・日本ハンセン病学会）の姿勢。主流は療養所の勤務医で、そのほとんどが特効薬のなかった時代から国家浄化理念に燃え、ハンセン病は患者隔離でしか撲滅できないと思い込み、プロミンの臨床効果が明らかだったにもかかわらず、開放医療の流れを潰しました。もう一つ、重要な原因があります。日本国民が療養所の壁の向こうの慟哭《どうこく》に無関心だったことです。聞く耳を持たなかった。社会の木鐸のはずのマスメディアは、患者を強制隔離に追いやる医療管理者を『救癩の使徒』『献身的行為』と持ち上げた。その報道姿勢には病に苦しむ人へのまなざしはありませんでした」

差別の壁は、いまだに多くの病気や障害のまわりをとり囲んでいる。

それでもカミングアウトして生きる意義と苦悩を、伊波はこう語った。

「差別の最大の敵は何か。やはり、人びとの無関心なんです。知られなくては何も変わりません。だから隠さない。ただ、私は福祉施設に勤めて、言語が通じる世界でそれを主張できたけれど、家族は違いました。言葉では説明できないものがある。僕は世のなかを甘く見ていたのです。わが身ひとつで社会に抜け出る穴は開けられたけれど、家族四人で出る穴は、ついに開けられなかった。その答えはまだ見つかりません」

二〇一九年暮れ、伊波は上田での生活に終止符を打ち、「もっと自分の根を掘った作品を書きたい」と沖縄に帰住した。隔離政策のはしりの「癩予防に関する件」が制定されたのは一九〇七年だった。国は社会防衛を錦の御旗に掲げた。その社会とは何か。百年以上の歳月が流れてもなお、この国の奥には「国体護持」の思想が鎮座している。伊波の人生の軌跡は、差別の根源を深く問いつづけている。

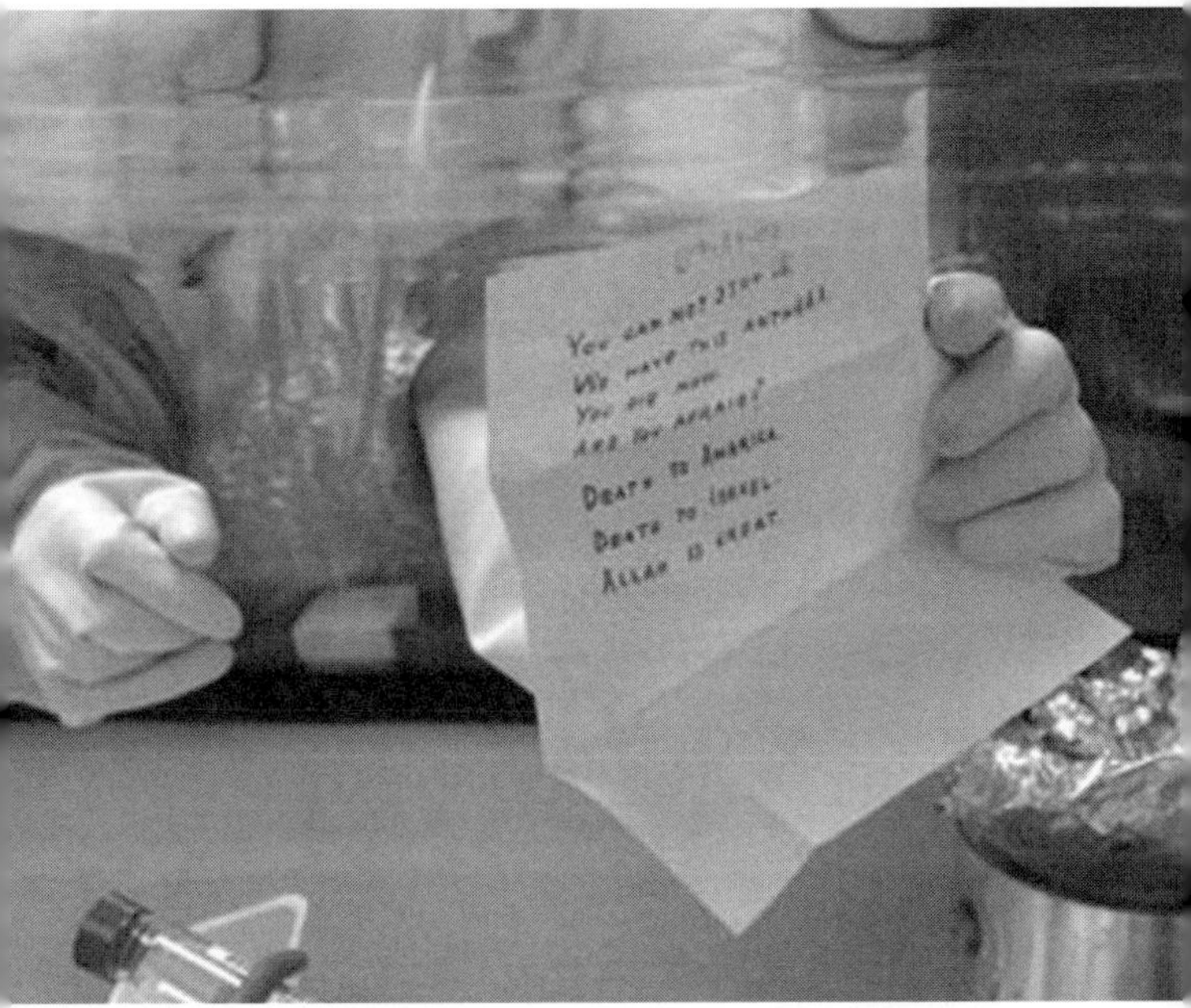

第五章

利権か救命か

特許、癒着、バイオテロ〈グローバリズム〉

2001年10月、レーヒー米上院議員あて炭疽菌入り封筒に同封されていた手紙
（2002年1月24日、米メリーランド州の米陸軍感染症医学研究所。ロイター＝共同提供）

年	事項
1948	WHO（世界保健機関）の発足
1951	日本がWHOに正式加盟
1957－58	アジア風邪（P）A/H2N2、中国雲南・貴州で発生。死亡者100万人超死亡
1968－69	香港風邪（P）A/H3N2、75万人死亡
1975	米英ロ仏中も締約した生物兵器禁止条約、発効
1980	米バイ・ドール法成立。大学や研究者の特許権を認める
1981	エイズの症状、医学的に認識。
1983	日本におけるエイズ患者を朝日新聞が報じる
1984	HIV発見をめぐる米仏対立が起こる。後に米側の虚偽発覚
1989	薬害エイズ被害者と遺族が、厚生省、製薬会社を提訴
1995	厚生相が薬害エイズの国の法的責任を認める。翌年、和解成立
1996	HIV感染者への多剤併用療法が開発される
1997	A/H5N1高病原性鳥インフル、ヒトにもうつると確認
1999	米食品医薬品局（FDA）、抗ウイルス薬タミフルを承認 結核、エイズなどの予防諸法を統合した感染症法が施行
2001	「9.11」米国同時多発テロの一週間後、米で炭疽菌テロ発生。5名死亡。容疑者は陸軍研究所の科学者
2003	SARS（重症急性呼吸器症候群）発生。774人死亡
2004	鳥インフルエンザA/H5N1（鶏→ヒト）アジアで発生。68人死亡 旧ソ連の生物兵器研究所で科学者がエボラ出血熱ウイルスを誤処置、死亡
2005	WHO、感染症の国際規約（IHR）を大幅改正。各国との協力体制を強化
2009－10	新型インフルエンザ（P）A/H1N1。墨、米で発生。14,142人死亡
2012－15	MERS（中東呼吸器症候群）。579人死亡
2013	中国で、鳥インフルエンザA/H7N9のヒトへの感染が初報告
2014	エボラ出血熱、西アフリカで流行。11,315人死亡。致死率約70%。デング熱が東京・代々木公園で発生、全国へ。感染者159人、重傷者なし
2019－20	新型コロナウイルス（P）中国武漢で発生。2020.7.15現在、死亡者57万人超

（※P＝パンデミック、A/H○N△＝A型インフルエンザウイルス）

†WHOの迷走

ミクロのウイルスが引き起こす感染症は、マクロの国際的な政治、経済、文化と深くかかわっている。感染症の流行は世界に深刻なダメージを与える一方、新たなしくみづくりを刺激する。非常時のゆらぎと平時のシステムはつながっている。その連結器の一つが、一九四八年に創設されたWHO（世界保健機関）である。

WHOは、最高水準の健康の享受を「人種、宗教、政治的信念または経済的もしくは社会的条件の差別なしに万人の有する基本的権利の一つである」と憲章に謳《うた》い、その達成のためにミクロとマクロの間に数々の橋をかけてきた。

国連システムのなかで、一五〇か国の事務所と六つの地域機関を連係し、保健の国際基準を設けている。多国間協力を推進し、災害時の緊急対策や、感染症の撲滅、拡大予防の提言を行う。致死率が高い天然痘や、ポリオ制圧への取り組みはWHOらしい広がりを持ち、コンゴ（旧ザイール）のエボラ出血熱やブラジルのジカ熱に関しても調整役をこなしている。保健・衛生問題の人道的解決が、本部ジュネーブで七〇〇〇人以上が働くWHOに託された使命である。

ところが、二〇〇九年にWHOが新型インフルエンザのパンデミック宣言を出したときには、ワクチンを製造する製薬会社との癒着が疑われ、新型コロナ禍ではテドロス事務局長の「中国寄り」の姿勢が批判された。いずれも利権やカネが絡んでいる。いまや感染症対策は、ヒューマニズムだけでは太刀打ちできない、国際政治の迷路に入ったようだ。

その象徴が医薬品の「特許」がもたらす混乱である。感染症の治療薬やワクチンの開発には「特許」が貼りつき、価格を押し上げ、患者が使えない事態も起きている。

二〇〇〇年代に高病原性鳥インフルエンザのウイルスの検体をWHOに無償で提供したインドネシアは、知らないうちに検体が外国の製薬会社に渡り、ワクチンを開発して大儲けしているのに自分たちには何の恩恵もないと主張した。その後、患者から分離したウイルスのWHOへの提供を拒んだ。メキシコは、WHOに協力して豚由来の新型インフルエンザウイルスをアメリカやカナダの研究機関に提供したところ、開発されたワクチンが高額すぎて使えないと抗議をしている。

パンデミックは国境をこえて広がるのに治療薬やワクチンは先進国に偏る。途上国での蔓延は抑えられず、感染拡大の波が何度も押し寄せ、世界的な終息は遅れてしまう。そのような負の連鎖が生じている。先進国と途上国が人の移動やサプライチェーンで緊密につながった現在、全地球的な「共生」を目ざさなくては感染症の克服はおぼつかない。

ではなぜ、これほど利権が医療に、わけても感染症に深く、食い込んできたのか。その来歴を洗い直すところからポスト・コロナを生きる手がかりを探ってみたい。

†製薬利権の萌芽

転機は、一九八〇年代初頭、世界の政治と経済の潮流が「公」から「私」へと方向を変えたときだった。そのころ、欧米は、長く実践してきたケインズ主義に行きづまり、雇用や賃金は減るのに物価が上がる「スタグフレーション」に苦しんでいた。政府が経済活動に積極的に介入して国民生活を安定させ、所得格差を是正する「大きな政府」の限界が見えた。そこで政府の経済・社会政策の規模を縮小し、市場原理に基づく自由な競争で経済成長を図る「小さな政府」論が台頭する。

不景気とインフレが同時に起きる難局で、先進国のリーダーは、そろって市場経済への回帰に針路を変えた。一九七九年にイギリスの首相に就いた「鉄の女」マーガレット・サッチャーは、国営の電気、水道、ガス、通信などの事業の民営化を進め、規制緩和で外国資本の参入を認めた。八一年、アメリカの大統領に就任したロナルド・レーガンは、減税と福祉予算の削減、軍事支出を増やして「強いアメリカ」を掲げ、規制緩和、通貨高を盛り込んだ「レーガノミクス」を展開する。日本では八二年に中曽根康弘が首相の座に就き、規制緩和と国鉄、電電公社、専売公社、日本航空などの民営化へと突き進んでいく。

市場での自由な競争に任せれば価格や生産が適切に調節され、生活全体も向上するという「市場原理主義」は、「勝ち組」と「負け組」を色分けし、医学研究の分野にも及んだ。アメリカのレーガン政権は、政府の補助金で行われる基礎研究を「有用な新商品（商売の種）」に変えるプロセスを速める法律を次々と成立させた。いわゆる「技術移転」のスピードアップだ。世界市場でハイテクビジネスの優位性を保とうとした。

なかでも民主党のバーチ・バイ上院議員と共和党のロバート・ドール上院議員が起案した「バイ・ドール法」は、大学や研究機関と製薬会社の関係をドラスチックに変えた。この法律には第一章でも触れたが、もう一度詳しく掘り下げてみよう。

一九八〇年に制定されたバイ・ドール法は、米国国立衛生研究所（ＮＩＨ）の助成金を得た大学や小さなバイオテクノロジー会社が行った研究の成果に対し、特許権の取得を認めた。特許を得た大学などは製薬会社に排他的なライセンスを与えられるようになる。さらにＮＩＨと傘下の国立研究機関が、その研究成果の製品化をめざす製薬会社と取引することも認めた。大学や研究機関の特許が製薬会社にライセンス供与され、検査法や新薬として市場に出回る。とともに政治家やロビーストが介入する余地も一段と拡がった。

それまでアメリカでも、公費（税金）で行われた研究の成果は公共の財産であり、使いたい会社は自由にアクセスできていたが、門戸は狭まる。バイ・ドール法で研究への公的投資を関係者の私的利益に付け替える制度ができたのである。世界で最も長い歴史を誇る医学雑誌「ニューイングランド・ジャーナル・オブ・メディシン」の元編集長で病理医のマーシャ・エンジェルは、『ビッグ・ファーマ　製薬会社の真実』で、こう述べている。

「レーガン政権とバイ・ドール法は、医学部や教育病院の性格を一変させた。これらの非営利機関は自ら製薬業界の『パートナー』と考えはじめるようになった。そして自身の研究成果を利用して、金儲けする機会をうかがうだけの商売人になってしまった。大学の研究者は、自らの研究に特許を取るように奨励され（各研究は大学が引き受けたものなのに）、特許使用料の分け前にあずかっているのである。医学部と教育病院の多くには、この動きを促進し研究成果から利益を得るため、『技術移転事務局』が設置された。一九九〇年代、研究者の間で企業家精神が育まれるにつれ、医学部の研究者は自らの所属施設の動きをまねて、製薬会社との間でさまざまな形で金になる取引をするようになった。その一つは、医学研究で製薬会社寄りに結果を捻《ね》じ曲げて報告するというものである」

マーシャ・エンジェルが指摘する「金になる取引」は、研究者の功名心をかきたてた。科学的な探求競争はマネーの利得で過熱する。政治も加わって研究が歪曲され、患者は置き去りにされる。そうした不合理な磁場に引きずりこまれた感染症の一つが、世界に新たな恐怖を植えつけていたエイズ（ＡＩＤＳ：後天性免疫不全症候群）であった。

†ゲイ患者の症例

一九八〇年代は、感染症の主役が代わる節目でもあった。ＷＨＯは八〇年に人類を長く苦しめてきた天然痘の根絶を宣言した。翌八一年、日本ではポリオ（小児マヒ）の発生がゼロとなり、「医学の発達で感染症は根絶されるに違いない」と期待が高まる。しかし、まわり舞台で役者が入れ替わるようにしてエイズが異常な速さで世界に拡がったのだ。

エイズとは、病原体のＨＩＶ（ヒト免疫不全ウイルス）に感染して「適切な治療が施されないと重篤な全身性免疫不全により日和見《ひよりみ》感染症や悪性腫瘍を引き起こす状態」（国立感染症研究所ＨＰ）をさす。ウイルスが宿主であるヒトの免疫能を破壊し、肺炎や腸炎、脳炎、皮膚がんの一種であるカポジ肉腫などの日和見感染症が起こり、命が絶たれる。ヒトからヒトにウイルスが伝播する経路は、性交、血液、母から児への三パターンだ。

最近は治療薬の開発が進み、早期に服薬治療を受ければ免疫力を落とさず、通常の生活が保てるようになった。ただし、ワクチンや特効薬はまだできていない。薬は一生服用しつづけねばならない。アフリカの霊長類が起源といわれるＨＩＶが文明国に現れた一九八〇年ごろ、エイズという病名はもちろんなく、ウイルスの存在すらつかめていなかった。アメリカ西海岸の医師たちが、男性同性愛者（ゲイ）の患者に衰弱して体重が落ち、リンパ節の腫れや慢性的な下痢などの症状が多く出ていることに気づく。ゲイの患者から「ニューモシスチス肺炎（カリニ肺炎）」やカポジ肉腫の症例も相次いで見つかった。

米国疾病予防管理センター（ＣＤＣ）は、一九八一年七月四日発行の「疾病週報」で初めて公式にカポジ肉腫の流行を報告する。そのレポートは、男性同性愛者のカポジ肉腫患者（ニューヨーク二〇人、カリフォルニア六人）の症状について、こう記す。

「比較的若い男性同性愛者のあいだに三〇カ月間でこれほどのＫＳ（カポジ肉腫）患者が発生したことは、きわめて異常なことと考えられる。ＫＳが性的な好みと関係があるという報告はこれまで皆無であった。これらの患者の多くについて報告されている症状の急激な悪化も、高齢者についての古典的な記述と異なる……さらに、ニューヨーク市からＣＤ

Cに報告された四人の男性同性愛者は、進行性で重篤な肛門周辺ヘルペスの単純感染を起こし、細胞性免疫欠損の明らかな徴候がある。三人が死亡し、一人が全身にCMV（サイトメガロウイルス＝ヘルペスウイルス）感染を起こしている」

CDCの報告は、危険な疾病の関連性は「明らかでない」と書いている。アメリカではしばらくの間この病気はゲイの疫病とされ、GRID（ゲイ関連免疫不全）と呼ばれる。

保守的で同性愛への偏見が強いレーガン政権は、未知の病の研究に関心を払わなかった。米国国立衛生研究所（NIH）は、年間四〇億ドル（当時八八〇〇億円）の予算を持ち、傘下に国立がん研究所（NCI）と国立アレルギー・感染症研究所（NIAID）という権威ある研究所を抱えているが、なかなか腰を上げない。予算規模一〇億ドルのNCIが一九八一年九月に開いた「カポジ肉腫と日和見感染」の検討会は緊張感に欠け、著名なドクターのご高説拝聴で終わった。

†こうしてエイズは蔓延した

NCIのロバート・ギャロ博士が、患者のリンパ球の培養を始めたのは一九八二年の春だった。ギャロは成人T細胞白血病の病原体「HTLV（ヒトT細胞白血病ウイルス）」を世界で初めて分離して喝采を浴びた科学者だが、この病気のウイルス探求では出遅れた。

未知の病気の名がエイズ＝後天性免疫不全症候群で定着するのは同年の夏以降である。エイズのウイルス発見競争で先行したのは、フランスのパスツール研究所のリュック・モンタニエ博士だった。八三年五月、モンタニエは同僚のフランソワーズ・バレ＝シヌシ博士らとともに、免疫不全の患者から新しいウイルスを発見したと発表した。

モンタニエたちはウイルスをリンパ節腫脹《しゅちょう》患者のリンパ節から回収したので「LAV（リンパ節腫脹関連ウイルス）」と命名する。LAVは、レトロウイルスの一種で、遺伝物質としてRNA（リボ核酸）をもち、宿主であるヒトの免疫細胞内で自らの逆転写酵素の作用でDNA（デオキシリボ核酸）を合成する。どんどん増殖し、免疫能を衰退させる。

しかし、このモンタニエの発表は、ほとんど反響を呼ばなかった。多くの科学者は、「NCIのロバート・ギャロの研究結果が出るまで待とう」と判断を先送りにしたのだ。

ギャロは、モンタニエよりも名の知れたレトロウイルス学者で、エイズ・ウイルスはHTLVの一種だと唱えていた。ギャロは自説にこだわった。モンタニエは、八三年九月、ギャロにLAVのサンプルを送り、検証を求める。われわれの発見が間違っているかどうか、よく確かめてほしい、と……。

翌八四年三月、ギャロは、新たに見つけた「HTLV－3（ヒトT細胞白血病ウイルス3型）」がエイズの原因ウイルスだと発表し、自らが第一発見者だと主張した。多くのウイルス分離体の培養に成功したギャロは、感染の血液検査の方法も公表し、特許を申請する。四月二三日、ワシントンDCの米国保健福祉省でマーガレット・ヘックラー長官は大勢の記者の前でギャロを讃える会見を開いた。ヘックラーは、こう切り出す。

「この発見は恐ろしい病気に対する科学の勝利を象徴するものです。この科学的研究を軽視する人びと——われわれが充分な努力をしていないと言う人びと——は、医学研究がいかに実り多い進歩を遂げてきたかを理解していないのです。一九八一年にエイズが最初に確認されて以来、保健福祉省の科学者と医師グループは休むことなくエイズの謎に対する答えを求めてきました」

さらに、半年以内に血液検査が実施され、二年以内にワクチンの実験的使用が始まると長官は言ってのける。医師たちには寝耳に水だった。秋に大統領選挙を控えるレーガンは、再選のためにはあらゆるものを利用した。パリではパスツール研究所の医学者たちが成果を持っていかれて茫然とする。米仏のウイルス探求競争を丹念に描いたノンフィクション『そしてエイズは蔓延した（下）』（ランディ・シルツ著、曽田能宗訳）は、こう伝える。

「フランス人は功績をだまし取られたのだ。そして、アメリカ政府は、一年前の他人の業績を自分たちの手柄にするという卑劣なやり方をした。選挙を控えて政府は誠実さということに無神経になっている。だが、それ以上の問題は、この疑惑がエイズ研究の将来に少なからぬ影響をおよぼすことだった。競争がしばしば科学を進歩させてきたのは事実だ。しかし、不誠実なやり方は科学を汚し、研究の喜びを奪い、将来の協力を遅らせるだけだろう」

この文章の「エイズ」を「新型コロナウイルス感染症」に置き換え、レーガンの代わりにドナルド・トランプを据えれば、同じ失敗をくり返していると看取できる。レーガン政権はエイズの封じ込めに失敗して蔓延させ、トランプ政権もまた新型コロナ感染症を軽視し、一三万人以上の死亡者を出している。ともに再選しか眼中になかったために、だ。

八五年二月、モンタニエはニューヨークでの専門家と報道陣を集めた会議で、パスツール研究所がエイズ・ウイルスと断定したＬＡＶ原株と、ギャロのＨＴＬＶ－３の原株の分離体の遺伝子配列を分析した結果を発表した。その差異は「一パーセント以内」。余りに一致しすぎている。会議に出席予定だったヘックラーとギャロは土壇場でとり止めた。

ギャロの第一発見者説が疑惑の霧に包まれるなか、米国内でギャロが申請していた検査法の特許が下りる。その瞬間、過去の公的投資は私的利益に変わった。

パスツール研究所は、エイズ・ウイルス発見の優先権はモンタニエらにあるとしてNCIを相手に裁判を起こした。優先権が認められれば研究所に特許料が入る。国際委員会は、このウイルスはHTLVではなく、ギャロに命名権はないと裁定した。憤るアメリカ側をなだめるために、呼称を似せてHIV＝ヒト免疫不全ウイルスと名づけたのだった。

アメリカとフランスの特許をめぐる争いは泥沼化し、貿易紛争に発展しかけた一九八七年三月、レーガン大統領とフランスのジャック・シラク首相が乗りだし、政治的解決に持ち込まれる。ギャロとモンタニエはウイルス発見に「同等の役割をはたした」と和解書に署名し、引き分けを受け入れた。年間数十億円の特許料は米仏で折半することとなる。

紛争は鎮まったかにみえたが、八九年、米「シカゴ・トリビューン」紙に「特別リポート・エイズ問題に関する大調査」が載り、ギャロは追い込まれる。公式記録の綿密な調査と、国内外一五〇名以上の研究者へのインタビューを経て、ギャロのHTLV－3はモンタニエから送られた細胞から分離したウイルスを「盗用」、もしくは恣意的ではないにしてもそのウイルスが混入したもの、と報じる。九一年にギャロは、自分が第一発見者だとする主張を取り下げた。その後、アメリカ側は第一発見者がパスツール研究所であることを認め、特許料の配分を、米仏どちらの特許を使っても二〇パーセントは特許の所有国、四〇パーセントがフランス、二〇パーセントはアメリカとし、残り二〇パーセントをエイズ対策に寄付することで落着した。

†日本人開発者と米製薬会社との対立

米仏がウイルス発見と特許をめぐる争いに時間を浪費している間に、エイズ患者は増えつづけた。レーガン大統領は、CDCが最初の症例を報告してから六年間、この病気にひと言も触れなかった。その間に三万人の米国人がエイズと診断され、HIV感染者は爆発的に増加する。何よりも治療薬が必要だった。薬を早く、と願いながら多くの患者が命を落としていった。

待ちに待った世界初のエイズ治療薬AZT（アジトチミジン）を開発したのは日本人だった。熊本大学病院から米国国立がん研究所（NCI）に派遣されていた満屋《みつや》裕明《ひろあき》（現・国立国際医療研究センター研究所長）である。一九八四年ごろ、満屋はNCIのギャロ研究室からウイルスを分けてもらい、研究に着手している。

当時、エイズは「現代のペスト」と恐れられ、同僚は研究に猛反対した。ウイルス感染を嫌い、「きみがここで研究するなら、研究所を辞める」とまで言われる。満屋は、ギャロ研究室のメンバーの実験が終わった夜間と早朝、そこへ通い、実験を重ねた。

レトロウイルスの仲間であるＨＩＶは、ヒトの「ヘルパーＴ細胞」という特定の免疫細胞に感染した後、自らのＲＮＡを逆転写反応させてＤＮＡに転換。ヒトの染色体に組み込まれて増殖し、免疫能を衰退させる。八〇年代前半、ヘルパーＴ細胞を培養できる技術は、世界でも満屋を含めて数人しか持っていなかった。

満屋は、ＨＩＶが増殖するときに必要な逆転写酵素に標的を絞った。逆転写酵素の作用を阻害できれば、感染は抑えられる。そのような物質を探しだし、治療薬を開発しようと考えた。多くの製薬会社に効きそうな物質の提供を呼びかける。バローズ・ウエルカム社（のちにグラクソ・スミスクラインに統合）が送ってきた化学物質のなかに、逆転写酵素の働きを阻むものを見つけた。それがＡＺＴだった。

一九八五年、満屋は『米科学アカデミー紀要』に世界で初めてＡＺＴのＨＩＶへの抗ウイルス活性を解き明かした論文を発表する。医学界は、満屋をエイズ治療薬としてのＡＺＴの開発者と認めた。が、驚いたことにＡＺＴの特許を取ったのは、六〇年代にＡＺＴを抗がん剤にしようとして効果がなく、お蔵入りさせていたバローズ社だった。

満屋は、『闘う！ウイルス・バスターズ』に収録された河岡義裕・東京大学医科学研究所感染症国際研究センター長との対談で、こう語っている。

「私も（NCIの研究室の上司だった）ブローダー博士も、エイズ治療薬を開発したいという思いは強く持っていましたが、それを発明に結びつけ、特許を取得してという思いはまったくありませんでした。

患者さんに参加してもらって安全性と効果を見る臨床試験では、どれぐらいの量を投与しても安全なのか、どれぐらいの量を投与すると効果が出るのかなどを見極めるために、患者さんの血液中のAZTの濃度を調べる検査が必須です。通常、それは製薬企業が実施します。ところが、同社（バローズ）は『労働組合がエイズ患者の血液の検査に同意しないのでうちではできない。NCIでやって欲しい』と言いました。我々は、早く市場に出したいという一心でそれを受け入れ、……何とか血中濃度の検査はすべてNCIでできるよう手配しました。我々がそこまでしているのに、製薬企業であるバローズ・ウエルカム社は、私たちに何の相談もなく、私たちの名前は入れずに、秘密裡にAZTの特許を申請していたのです」

一九八七年にアメリカでAZTが薬事承認（日本は八八年）されると、バローズ社は一錠一ドル八八セントで売り出す。前例のない高額で、一人の患者が一年間使うと一万ドル（当時約一五〇万円）を要した。金持ちしか服用できない。満屋はバローズに抗議をしたが、相手は耳を貸そうとしなかった。

消費者団体や他の製薬会社が「特許は無効」と裁判に訴え、満屋も証言台に立つ。結果は、バローズの勝訴だった。満屋は、誰でも使えなければ薬の意味はない、と闘志を燃やす。当たりをつけていた試薬を用いて、副作用や効果を踏まえて「ddI（ジダノシン）」「ddC（ザルシタビン）」という第二、第三の逆転写酵素阻害薬を開発し、九一年、九二年に承認される。これらはNIHが特許を取り、企業にライセンスを与える際は「適切な価格での販売」を条件づけた。価格はAZTの数分の一に抑えられ、AZT自体の価格も当初の三分の一程度に下がる。九六年には、多剤併用療法が導入されてHIV感染症の予後は大きく改善され、エイズは「死の病」から「管理できる病気」に変容したのだった。

一方で、HIV／エイズが世界に拡がり、欧米の多国籍製薬企業と途上国との対立が深まった。ブラジルとタイは、公衆の健康を優先して自国の特許法の枠内でインドから原材料を輸入し、エイズ治療のジェネリック薬を製造する。ブラジルは国民に無料で薬を提供し、タイは三〇バーツ（約一〇〇円）で受診できる国民健康保険にエイズ治療を盛り込んだ。アメリカは激しく反発し、ブラジルを世界貿易機関（WTO）に提訴する。

HIV陽性者が世界でもっとも多い南アフリカは、自国の薬事法を改正して非常時には特許権を自国のメーカーに行使させる「強制実施権」と、最低価格で国や地域から購入できる「並行輸入」の条項を入れた。製薬企業三九社が南アの改正薬事法は「憲法違反」として南ア政府を訴える。アメリカのビル・クリントン政権の副大統領、アル・ゴアは南アに乗り込み、経済制裁をちらつかせて脅した。

しかし、特許、知的財産権を盾に「強欲」を顧みない姿への反発が広がる。「国境なき医師団」は、途上国でのエイズ治療を支援し、製薬会社の非を唱え、国際世論を動かした。二〇〇一年一一月、カタール・ドーハのWTO閣僚会合で「保健上の緊急事態に直面したときに限り、特許薬のコピー薬購入を許可」する特別宣言が採択される。途上国の強制実施権が認められ、利権と人命の重さをはかる天秤は、人命のほうに少し傾いたのだった。

†非加熱血液製剤を放置した厚生省

日本のエイズ・ウイルス感染対策は、初手で大きくつまずいた。

新聞に初めて「AIDS」という病名が載ったのは、一九八三年五月一日付の朝日新聞だ。「数年前から同性愛者や麻薬常習者を中心に広がり始め、最近では輸血や胎内で子供に感染することがわかった。日本にはまだ上陸していないが、アメリカでは今年二月までに九五八人が発見され、うち三〇%が死亡した」と伝えている。

「輸血」が感染経路として記されている。ここが運命の分かれ目だった。

血液を介した感染で血友病の患者に使われる血液製剤の危険性が急浮上した。血友病は、血を固める血液凝固因子が足りなくて出血が止まらなくなる病気だ。患者にとって血液製剤は生きるのに欠かせないものだが、アメリカから原材料を輸入する「非加熱濃縮製剤」にはエイズ・ウイルス感染者の供血が混じっており、すでに危険性が指摘されていた。

米国疾病予防管理センター（CDC）のエイズ班長ドン・フランシスは、一九八三年一月の会議で血液銀行業界の幹部を前に「何人死ねばいいのですか。こういうことが起こっていると、みなさんが信じるのに必要な死亡者数を示してください」と怒った。三月には医薬品を規制する米国食品医薬品局（FDA）がゲイの採血を止めるよう指示し、米国赤十字社やメーカーのカッター社は製品の回収を始める。

厚生省薬務局生物製剤課長だった郡司《ぐんじ》篤晃《あつあき》は、八三年六月、アメリカで加熱製剤の承認をうけたトラベノール社（現・バクスター）の担当者から「非加熱製剤の出荷停止と自主的な回収」の報告を受ける。六月一三日、安部英を班長とする厚生省エイズ研究班第一回会合で郡司は「参考の出来事としてお聞きいただきたいのですが、トラベノール社がワンロット回収しています」「新宿の若者をどうするかという問題でなく、わが国が安全であるとして認可している薬をどうするかという問題です」と発言し、加熱製剤の緊急輸入や比較的安全といわれていたクリオ製剤への転換を研究班に諮った。

この事実を、郡司はのちに提起される民事裁判の法廷で否定しつづけるが、後任の生物製剤課長、松村明仁の刑事裁判で「第一回エイズ研究班会議の議事録テープ」が公開されると、「記憶がよみがえった」と認めることになる。

朝日新聞が、一九八三年七月一二日付で「AIDS国内に上陸の疑い　五十代男性血友病患者今月死亡、似た症状」と見出しを打ち、死亡した日本人エイズ患者が血液製剤で感染した可能性に踏み込んだ。「患者が日本でも発生、死亡していたことが、一一日明らかになった。この患者は血友病患者で、輸入の血液製剤が原因となった可能性もある。一八日に開かれる厚生省研究班（班長＝安部英・帝京大教授）で検討されるが、仮にAIDSと確認されれば、本格的な国の対応も必要になりそうだ」

亡くなった患者は安部自身が帝京大病院で診ていた人だ。安部のコメントも載っている。

「この患者の症状からみてＡＩＤＳの疑いのあることは確かだが、現時点で断定することはできない。血液製剤を日本の三、四倍使う米国の血友病患者でも、ＡＩＤＳの発生率は千人に一人ぐらいのもので、日本の血友病患者にＡＩＤＳが次々と発生するとは思われない」。研究班の第二回会合で、安部は帝京大病院の患者をエイズ死亡者と認定しようとするが、メンバーに反対されて認定を見送った。

郡司は、八三年当時は安全な加熱製剤をつくるには原料確保が困難（血漿は非加熱製剤の三倍必要）、病原体も特定されず、潜伏期間も長くて血液製剤の感染リスクの医学的知見は未確定などの理由で非加熱製剤の流通を放置したという。後任課長の松村も非加熱製剤の回収をしなかった。厚生省の官僚が「不作為」を決めこんだ真相はいったい何なのか。

そのまま二年が過ぎ、何も知らず、生きるために血液製剤を使う血友病患者たちが、次々とＨＩＶに感染していった。とうにエイズは日本に上陸していたのである。

八五年三月二二日、全国各紙は「輸入血液製剤からエイズ感染した日本人血友病患者がすでに死亡している」と報じた。翌二三日、厚生省は、まるで血友病を覆い隠すように一時帰国したアメリカ在住の男性芸術家が「わが国のエイズ患者第一号」と発表し、「同性間の性的接触をくり返してきた」と添える。七月一日、厚生省はようやく加熱製剤の製造を承認した。皮肉にも「エイズ感染の恐れない　血友病薬を承認　厚生省異例のスピード審査」（朝日新聞七月二日付）とメディアは伝える。

各地で「エイズパニック」が起きた。神戸の女性がエイズを発病して亡くなるとメディアはその女性の自宅に群がり、容赦なくプライバシーを暴く。公衆浴場が外国人の利用を拒否する。血友病患者にも差別的な視線が向けられた。

厚生省が「エイズ予防法（後天性免疫不全症候群の予防に関する法律）」の制定にとりかかると、血友病患者は「ＨＩＶ陽性者を社会的に隔離、排除しようとしている」「らい予防法の再来だ」と激しく反発した。修正を経て、医師の都道府県知事への報告義務から血友病患者を外すかたちで法案は可決成立し、八九年二月、施行される。以後、厚生省のエイズ患者・ＨＩＶ感染者の統計から血液製剤による感染者は除外されてしまう。

日本の血友病患者は約五〇〇〇人、その四割の二〇〇〇人近くがＨＩＶに感染していた。患者のほとんどが「薬害エイズ被害者」だった。その厳粛な事実が法律の幕で隠され、表に出ない。被害者は、国と製薬企業五社を相手に損害賠償請求の裁判を起こした。

†隠蔽のための「天下り」工作

訴えられた製薬会社のなかで、安部英や厚生省と太いパイプでつながっていたのが「ミドリ十字（現・田辺三菱製薬）」である。第三章で詳述した七三一部隊の生き残り、内藤良一が創業した会社だ。安部英や官僚が隠そうとした異形のメーカーがぬっと顔を出す。

内藤は終戦後、七三一部隊の証拠隠滅、GHQとの取り引きを通じて元隊員復権の段取りをつけると、故郷の大阪府茨木市に戻り、しばらく診療所を経営した。その後、七三一部隊の仲間の協力を得て「日本ブラッド・バンク」を立ち上げ、血液事業を開拓する。一九六四年に社名を「ミドリ十字」に変え、一部上場企業に育て上げた。

内藤は徹底した合理主義で、社員を企業戦士に変える。『ミドリ十字三〇年史』には、「内藤イズム」の一端が次のように記述されている。

「当社の研究部門には、創業当時から『機関車帳』とあだ名されるノート（ファイル）がある。これはいわゆる〝えんま帳〟でプロジェクトチームごとに研究開発活動の状況をまとめ、その達成度により二〇段階の評価が下される。また、研究部員は半年ごとに自らの研究テーマについての科学的レポートを提出することになっており、これもきびしく採点され、総合点の低い部員は他部門に配転されることもある」

血液事業は、ＨＩＶ感染に限らず、人命にかかわるリスクをはらむ。かつてライシャワー駐日米大使が暴漢に刺されて重傷を負い、輸血が行われた。手術は成功したが、のちに血清肝炎を発症する。輸血の大部分が売血だったため肝炎ウイルスが混入していたのだった。これを境に献血のしくみが整備されていくが、商機を失う内藤は苦々しく眺めた。

ミドリ十字は止血用の非加熱製剤でも一万人以上のＣ型肝炎感染被害を出している。さまざまな薬害が表沙汰にならないようにするにはどうすればいいか、内藤は思案した。

内藤は、厚生省薬務局の天下り受け入れに狙いを定める。経営能力はともかく、いざというときに本省に顔のきく人間が必要だった。一九七八年、アメリカの大手製薬会社の血漿剤部門を買収し、ミドリ十字一〇〇パーセント出資の子会社「アルファ社」を設立して濃縮製剤の輸入を開始する。同時期に厚生省薬務局長だった松下廉蔵をミドリ十字に副社長で迎えた。松下は、八二年七月に内藤が亡くなった後に社長の椅子にすわる。厚生省エイズ研究班が非加熱製剤の加熱製剤切り替えを検討したころ、松下が社長のミドリ十字は非加熱製剤の在庫を大量に抱えていた。加熱製剤の認可が遅れている間に在庫を一掃する。

『ミドリ十字と731部隊』によれば、ミドリ十字には松下のほかに細菌製剤課課長補佐だった小玉知己、薬務局の今村泰一、富安一夫ら元厚生官僚が天下り、「薬務局分室」と呼ばれていたという。小玉は副社長、今村は東京支社長、富安は薬事部長を務める。一企業でこれだけ多くの天下りを抱えているのはミドリ十字だけだった。

安部英とミドリ十字の関係は、一九五八年ごろ、東大で血友病を研究していた安部が内藤を訪ねて血漿分画製剤を分けてもらったことに始まる。内藤は安部を支援した。安部は医薬品の承認に欠かせない「治験」を担当する。厚生省が日本の製薬五社の加熱製剤の承認に時間がかかったのは、遅れていたミドリ十字の開発を待っていたからだといわれる。

安部は、一九八八年二月五日付の毎日新聞のインタビューで「メーカーの足並み」が揃うまで自分が加熱製剤の申請を調整したと答えている。

「ミドリ十字はぐっと遅れた。トラベノール（現・バクスター）はずっと前から研究やってたからね。治験を早くやったら差がつくわけ、確かに早くやったところが早く（認可）になるのは当然だ」

「（厚生省の）薬事審にかかる時は、私もかなり経験あるが、一例だけポツンと出て次が申請している時は、調査会で調整するんだ。ふつうやらない。少なくとも二、三社を一緒にする。治験をやるのは僕らだから僕がちょっと調整する意味もあった」

ミドリ十字との「つきあい」を問われて、安部はこう答える。

「これには長い歴史があってね。一九八一年から血友病治療国際シンポジウムをやったが、一回目はトラベノールが費用を全部出した。そしたらミドリ十字の故内藤良一先生（会長）に『あなたは日本人ですか』と怒られた。そして次回からミドリが半分、残りを他の製薬会社がイーブンで負担することになった。そんなこともあって、なるべく、一つの会社が遅れるとか、つぶれるとかでいうのじゃなくて、同じような立場で競争してもらいたい、というのが私の考えだ」

厚生省薬務局と安部は、内藤イズムがしみこんだミドリ十字にグリップされていた。

†腐りきった利権構造

血友病患者が起こしたＨＩＶ感染の民事訴訟は、世論を燃え上がらせた。差別の強さを慮《おもんぱか》って、裁判は原告匿名で行われていたが、薬害ＨＩＶ感染への怒りは全国に広がる。

一九九四年八月、「横浜国際エイズ会議」が開かれた。壇上にはカーテンが下ろされ、客席から日本人被害者の姿は見えなかったが、アメリカや欧州の被害者は実名を公表し、顔をさらして聴衆と向き合う。アメリカ人男性のスピーチが聴衆の心を揺さぶった。

「私は昔、エイズであることを隠していました。ところがある日、娘にこういわれました。『お父さんはいつも私たちに正直に生きろといっているわね。そのお父さんが、なんで病気のことを隠しているの』。娘のこの言葉はショックでした。この日から私は、自分がエイズであることを隠すのをやめたのです」

高校を卒業したばかりの川田龍平（現・参議院議員）は、「このスピーチを聞いて、僕もみんなの前で話をしたいと思うようになりました」と著書『日本に生きるということ』に記している。川田のほかにも一八歳の日本人青年が実名公表を訴えていたが、親の仕事や兄弟の結婚、就職などでの差別を考えると踏みきれず、ひっそりと亡くなった。

「そんな悲しくて辛い最期にならないために、一人でも多くの人が胸を張って歩ける世の中にしたい。このとき僕は、はっきりした人生の目標ができたのです。『薬害エイズの真実』のシンポジウムが終わった後、参加した各国の被害者と相談して、『ノー・モア・サイレンス』というアピールを出すことになりました。『もう黙っているのはやめよう。声を出して訴えていこう』という宣言です。……僕は、この瞬間に実名を公表する決意を固めたのです」と、川田は自著で述べている。

一九九五年、三五〇〇人もの「人間の鎖」が厚生省庁舎を取り囲み、九六年には厚生省前での座り込み運動が三日間行われる。厚生大臣の菅直人（のち首相）は国の法的責任を認め、山が動く。九六年三月二九日、七年にわたる裁判で和解が成立した。

民事裁判が決着すると、国会での追及が始まる。元エイズ研究班班員の帝京大学医学部助教授・松田重三は、九六年四月一七日の国会でこう証言した。

「（第二回研究班会合で）帝京大症例がエイズであるということが認定見送りになったことが悲劇の始まりであったわけであります。もしこのときに帝京大症例がエイズと認定されていたならば、郡司課長がおっしゃったように、加熱製剤の緊急輸入という措置がとられたはずであります。しかし、当時、日本の製剤メーカーには加熱製剤をつくる技術はありませんで、大変遅れていたことは事実であります。もし加熱製剤が外国から輸入された場合には、このような国内血液製剤メーカーが大打撃を受けることは火を見るよりも明らかであります。恐らくはこれを危惧した厚生省より天下りした製薬会社の方々、あるいは厚生省の上層部からエイズ認定あるいは加熱製剤の緊急輸入等に対する圧力がかかったと推察しております」

九六年の夏から秋にかけて、安部、ミドリ十字の松下元社長、厚生省元製剤課長の松村明仁が、それぞれ業務上過失致死で逮捕、刑事訴追された。安部は、一審無罪、控訴中に認知症が進んで公判停止。その後、他界した。松下元社長は禁固刑が確定する。松村元課長は執行猶予二年の有罪判決が下る。薬害感染での血友病患者、そして「らい予防法」を廃止させたハンセン病患者・回復者らのたたかいは、国の医療行政に猛省を促した。

その結果、従来の「伝染病予防法」「性病予防法」「エイズ予防法」を統合した「感染症法（感染症の予防及び感染症の患者に対する医療に関する法律）」が、一九九九年に施行される（二〇〇七年に結核予防法も統合）。その前文は「我が国においては、過去にハンセン病、後天性免疫不全症候群等の感染症の患者等に対するいわれのない差別や偏見が存在したという事実を重く受け止め、これを教訓として今後に生かすことが必要である」と立法意図を明示し、「感染症の患者等の人権に配慮（のちに尊重）」しながら良質な医療の提供、感染症への迅速かつ適確な対処を謳ったのである。

厚生省庁舎の正門横に「誓いの碑」が建てられた。「命の尊さを心に刻みサリドマイド、スモン、ＨＩＶ感染のような医薬品による悲惨な被害を再び発生させることのないよう医薬品の安全性・有効性の確保に最善の努力を重ねていくことをここに銘記する」と刻まれる。感染症にかかった人たちの長い苦闘が、国の医療政策を動かしたのだった。

†インフルエンザの脅威を追い風に急成長

一九九七年五月、香港で三歳の男児が高熱と激しい咳で入院し、そのわずか二週間後に死亡した。未知のウイルスがヒトに感染していた。感染は拡がり、一八人がウイルスに冒され て六人が命を落とす。亡くなった人から検出したウイルスの遺伝子を解析した結果、前年に中国広東省のガチョウから分離された「H5N1型鳥インフルエンザ」に由来するとわかった。鳥がかかるとほぼ全滅する高病原性鳥インフルエンザがヒトにもうつると判明し、世界が驚愕した。新興感染症が猛威をふるう時代の幕が上がった。

インフルエンザウイルスには、A、B、Cの三型があり、流行するのはA型とB型だ。そのウイルス表面には侵入する細胞の膜表面に結合するためのスパイクタンパク質HA（ヘマグルチニン）と、侵入した細胞内で増殖したウイルスが宿主細胞から離脱するときに結合部分を切り離すNA（ノイラミニダーゼ）があり、それぞれの亜型（サブタイプ）で「H○N△」とウイルスの種類が表される。

A型では、HA一八種類、NA九種類の亜型があり、数年から数十年ごとにパンデミック（世界的大流行）を引き起こしてきた。パンデミックは、従来とは違う亜型ウイルスが突然、出現（不連続抗原変異）して生じる。一九一八年に現れたスペイン風邪（H1N1）は、その後三九年間つづき、五七年にアジア風邪（H2N2）が発生して一一年間流行《はや》る。六八年には香港型（H3N2）が生まれ、七七年にソ連型（H1N1）が加わった。

このようにA型には、さまざまな亜型があり、ヒトや鳥、豚など幅広い宿主動物に感染して重い症状を招く。B型は宿主がヒトに限定され、亜種はなく、感染後はA型と同じような発熱、頭痛、筋肉痛などの症状が出る。A型とB型が毎年、季節性インフルエンザとして流行し、日本では年間約一万人が亡くなっている。C型は主にヒトを宿主とし、亜種はない。大人は感染しても症状は軽い。パンデミックウイルスは、多くのヒトが感染すると、数年後には季節性ウイルスにマイナーチェンジしながら流行するので、絶えず異なる株のワクチンをつくる必要があるというわけだ。

と、一応、インフルエンザは説明できるのだが、H5N1型の高病原性鳥インフルエンザは、それまでの常識を覆すものだった。インフルエンザウイルスは水鳥が起源とはいえ、「鳥インフルエンザ」はヒトに感染しないと考えられていた。ウイルスが結合するヒトの呼吸器の気管支には鳥インフルエンザウイルスが結合できるレセプターはないと報告されていたからだ。

ところが、ヒトの呼吸器の奥深く、肺のなかに鳥型レセプターが存在することが解明された。養鶏業者や生きた鶏の調理人のようにH5N1型鳥インフルエンザウイルスを大量に吸い込む濃厚接触があれば、ウイルスは肺のなかに侵入し、感染してしまうのだ。ヒト以外では豚にもヒトと鳥、両方のレセプターがあり、鳥→豚、ヒト→豚、豚→ヒトなど、「種の壁」をこえた感染が頻繁に起きる。こうした「人獣共通感染症（ズーノーシス）」の流行で、遺伝子の変異が蓄積され、人類が遭遇する未知のウイルスが増える。しかも、毒性が強くなる。

H5N1型の高病原性鳥インフルエンザウイルスは、香港での流行後、数年おきにベトナム、タイ、カンボジア、インドネシア、中国でもヒトの肺に侵入した。二〇一七年九月までに世界で八六〇人が感染し、四五四人が死亡している。致死率は、なんと五二パーセントだ。国立感染症研究所でインフルエンザウイルス研究センター所長を務めた田代眞人は、こう警鐘を鳴らす。

「……現在流行の兆しを見せているH5N1型など鳥インフルエンザウイルスは、病原性の高いタイプのウイルスです。こうしたウイルスがヒトからヒトへ感染するタイプに変化したときは、十分な事前準備と適切な緊急対応が行われない場合は、スペイン風邪の被害

（推定死亡者一億人）をはるかに超えると考えられます。さらに（スペイン風邪流行後の）一〇〇年間に、世界人口は約四倍に増えており、人の動きは量、スピードとも桁違いに高まっています。日本に限って言えば、最悪の場合一〇〇万人は超えるのではないでしょうか。二〇〇万人くらいの死者が出る可能性もあると思います」（『ウイルス大感染時代』）

新興感染症の感染拡大は、ワクチンや治療薬の研究開発に拍車をかける。第一章でも紹介したとおり、米カリフォルニア州でベンチャー・キャピタルとして立ち上げられたギリアド・サイエンシズ社は、ジョージ・W・ブッシュ政権で国防長官を務めるロナルド・ラムズフェルドを重役に迎えた。タミフルの特許権を取って鳥インフルエンザ危機を背景に莫大な利益をあげる。ギリアドは、日本を世界屈指のタミフル大量購入国に変えた。日本政府はギリアドの高額な肝炎治療薬も承認している。そうした流れが、新型コロナ大流行下でのギリアドの抗ウイルス薬「レムデシビル」特例承認につながった。新興感染症の登場で、政治銘柄のベンチャー企業が世界有数の製薬会社に成長している。

ワクチンや治療薬の開発は基礎的なウイルス研究をベースとする。ウイルス研究は人命を救う。その片面、ウイルスの毒性を悪用するリスクを高める。いわゆるデュアルユース（科学研究の両義性）の問題が深刻化した。平和な日本では想像もつかないほど「バイオテロ」の危険性が高まったのである。

†バイオテロとは何か

バイオテロとは、「細菌やウイルス、毒素などの生物剤を意図的又は脅迫的に投射・散布することによって、政治的・経済的・宗教的なパニックを引き起こすこと」（厚生労働省研究班）と定義されている。テロの矛先は、要人や特定の人物から不特定多数の人に向けられるだけでなく、農作物や畜産物がターゲットにされる場合もある。

では、バイオテロの疑いは、どのようなときに生じるのか。厚労省のＨＰには、

・季節の合わない夏場にインフルエンザ様症状急増（多くのバイオテロ病原体はインフルエンザ様症状で発症する。炭疽、天然痘など）
・郵便局員、政府の要人など、限定された職種で患者が急増
・結核流行地でもない、曝露《ばくろ》歴もない、治療歴もない、ＨＩＶ感染もない、そうした人が、いきなり多剤耐性結核
・ウイルス性出血熱（あるいは疑い）は全例バイオテロがないかどうか、検討すべき
・その他、旅行歴がない輸入感染症をみた場合は１例でもバイオテロの可能性を検討（例、

類鼻疽《るいびそ》）
・出血性髄膜炎でグラム陽性桿菌《かんきん》が髄液や血液培養から検出（炭疽）
・インフルエンザ様症状がありレントゲンで縦隔《じゅうかく》拡大（吸入炭疽）
などの項目が並ぶ。細菌やウイルス、毒素の散布は、航空機から（爆弾投下・噴霧）、砲弾・ミサイル攻撃、地上でのエアロゾル噴霧、水源・食品の汚染、白い粉入り封筒など郵便物、感染昆虫・動物の放出または遺棄が想定されている。まるで七三一部隊の亡霊がよみがえったかのようだ。バイオテロにもっとも神経質な国はアメリカだ。第一章でも触れた話題だが、詳しく経緯をふり返ってみよう。

二〇〇一年九月一八日、テレビ局や出版社に宛てた五通の封筒がニュージャージー州で投函された。その一通が出版社に届く。開封した六十代の写真部員は、原因不明の嘔吐と息切れを起こして昏倒し、一〇月六日、死亡した。「炭疽菌テロ」による最初の犠牲者だった。大統領のジョージ・W・ブッシュや国防長官のラムズフェルドらは、同時多発テロを仕掛けてきたイスラム過激派組織、アルカイーダの第二波攻撃と受けとめる。パウエル国務長官は国連安全保障理事会に炭疽菌テロの報復を訴えた。ウォールストリートジャーナル紙も「この炭疽菌はイラクで生産された菌をアルカイーダが郵送」と伝える。

約三〇〇〇人が死んだ同時多発テロに炭疽菌攻撃がつづき、全米が恐怖に包まれた。一〇月九日、またニュージャージー州で炭疽菌入り封筒が投函される。こんどは二人の上院議員に送られた。二度の炭疽菌テロで二二人が感染症を発症し、五人の命が奪われた。

連邦捜査局（ＦＢＩ）の捜査は物的証拠が残っている割にあまり進まなかった。その間にホワイトハウスは軍隊にアフガニスタンのタリバーン政権への報復攻撃を命じ、大量破壊兵器の保持を理由にイラクに進攻する。しかし大量破壊兵器は見つからなかった。

テロとの戦いにアメリカがのめり込む二〇〇五年四月、ＦＢＩの捜査線上に浮かび上がったのはアメリカ国内でごくふつうに暮らす人間だった。ブルース・イビンズ。フォート・デトリックの米国陸軍感染症医学研究所（ＵＳＡＭＲＩＩＤ）に勤める科学者だ。イビンズは捜査機関に協力する炭疽菌研究の第一人者だった。イビンズは、共和党の熱烈な支持者でキリスト教原理主義者でもあった。ＦＢＩはイビンズに告発すると伝え、その準備を進める。二〇〇八年八月、イビンズは解熱鎮痛薬の一種のアセトアミノフェンを大量摂取して自殺した。米国司法省は、一〇年二月、イビンズの単独犯行と結論づけた調査報告を作成し、炭疽菌テロの捜査に終止符を打った。

発生から一〇年ほどバイオテロの緊張は持続し、細菌、ウイルス研究者たちは不審な目で見られた。不可解さを増幅するかのように二〇〇四年にはロシア人女性学者が、旧ソ連時代の生物兵器研究所でエボラウイルスの処置を誤り、施設内感染で亡くなっている。

†ウイルス研究を当局が監視・牽制

世界的なウイルス学者で、ロベルト・コッホ賞はじめ多くの賞を受賞している河岡義裕は、一九九九年にインフルエンザウイルスを人工合成する「リバースジェネティクス法」を開発した直後、米国中央情報局（ＣＩＡ）のエージェントの訪問を受け、「未知の人物が接触してきたなど新しい情報があったら、とにかくすぐに知らせてほしい」と言われている。二〇〇二年にリバースジェネティクス法で致死率九〇パーセントのエボラウイルスの人工的な作成に成功した後にもＣＩＡはやってきた。河岡は自著に記している。

「9・11の後、米国では、ＣＩＡや連邦捜査局（ＦＢＩ）ばかりでなく、連邦政府のあらゆる機関がテロ対策に取り組んでいると言っても過言ではない。その結果、わずかでもテロにつながる可能性がある研究分野への規制も、以前に増して厳しくなった。

9・11の後、『ＢＳＬ３』で扱わなければならないウイルスの一部と『ＢＳＬ４』で扱わなければならないすべてのウイルスは、ＦＢＩや米疾病対策センター（ＣＤＣ）の許可を受けた人しか触れなくなり、実験もできなくなった」（『闘う！ウイルス・バスターズ』）

第一章でも触れたが、ＢＳＬ（生物学的安全性レベル）は、病原体を実験する施設の分類基準だ。日本で使われる「Ｐ（物理的封じ込め）」が設備、施設の評価に終始しているのに対し、ＢＳＬは施設のほかに防護具や手技手法まで細かく評価する。テロ対策はもちろん、病原体が実験室から洩《も》れて感染事故を起こさないための規定でもある。ＢＳＬ４では危険度が高いエボラウイルスや天然痘ウイルスなどを扱う。小さなミスが命とりとなる。

河岡は、さらにスペイン風邪ウイルスの人工合成に成功し、二〇一一年にはＨ５Ｎ１型の高病原性鳥ウイルスの変異メカニズムの論文を発表した。河岡の研究グループは、このウイルスがどう変異したらヒトからヒトへ空気感染するかを調べた。河岡は解説している。

「驚くことに、鳥インフルエンザウイルスＨ５Ｎ１の遺伝子１万３５００か所のうちわずか４か所が変異するだけで、哺乳動物のフェレットで空気感染することがわかったのです。つまり新型インフルエンザになりうるということを確認できました」（*Nature Microbiology*、二〇一六年八月号）

当然ながら河岡たちはＢＳＬの高い水準でバイオセキュリティ面でも適切に対応した。カメラ監視、訪問者の制限、ＦＢＩによる履歴調査など当局の監視下で実験が行われる。

「しかし、米国国立衛生研究所（NIH）の諮問機関であるNSABB（国家科学諮問委員会）は、我々とオランダの研究チームの2つの論文は『生物テロに悪用される可能性がある』とNIHに答申。NIHは*Nature*や*Science*への掲載を一部見合わせるよう求めてきました。具体的には伝播力を高めるウイルスの作成法とアミノ酸変位の記述部分です。これに対し、日米欧の科学者三九人が六〇日間（実際には一年間）、ウイルスの研究を停止するとの声明を出しました」（前同）

ウイルス研究の成果が、バイオテロへの悪用を理由に科学誌への論文掲載で掣肘《せいちゅう》を受けたのだ。抗議のために国際的な科学者たちがウイルス研究を一年も停止する。それほど状況は緊迫している。バイオテロへの恐怖が情報を隠す。平和に馴れきった日本人には想像のつかない厳しさである。

最終的にWHOが、二〇一二年二月にジュネーブで専門家会議を開き、論文の公表は将来の治療薬やワクチン開発の役に立つと判断して全文公開を勧告する。河岡グループの論文はネイチャー誌に掲載された。科学研究の両義性が衝突し、火花を散らしている。

歴史はくり返され、社会は少しずつ変わる。新型コロナウイルス感染症のパンデミックの前哨戦は、重症急性呼吸器症候群（SARS）のアウトブレイク（感染爆発）だった。

SARSは発生から約四か月も隠された。二〇〇二年一一月、広東省仏山市の村で管理責任者を務める男性が地元の医院で「原因不明の肺炎」の治療を受けた。SARSの第一号患者だった。あっという間にアウトブレイクが起きる。患者は高熱を発し、筋肉痛や喉の痛み、悪寒を訴え、呼吸困難に陥った。人工呼吸器が装着され、胸部のX線写真にはまっ白な肺が映っていた。

一一月二七日、WHOのGOARN（地球規模の感染症に対する警戒と対応ネットワーク）の一員であるカナダの国際保健衛生専門家が、中国のインターネット・メディアの観察と分析をとおして「インフルエンザのアウトブレイクが起きている」とWHOに報告した。数日後、WHOは、中国当局に照会するが、反応は鈍い。胡錦濤《こきんとう》が共産党総書記に選ばれたばかりの中国政府は、感染症の流行を伏せようとし、他国の介入を嫌う。〇三年二月、ようやく中国側は、広東省で肺炎が流行し、三〇五人が感染して五人死亡という簡単な情報を出す。肺炎の原因はクラミジアという微生物で、感染は収束したと付け足した。

だが、実態は正反対だった。三月初旬、WHO西太平洋事務局（WPRO・本部マニラ）の専門家らと中国疾病予防管理センターの研究者との会議が北京で開かれ、感染者が倍増し、死者が二五人に増えたと報告される。

ベトナムのハノイでは、商談にやってきた中国系アメリカ人男性が発症し、フレンチ病院に入院した。男性は人工呼吸器につながれたまま容態が悪化して、家族の強い要望で香港の病院に転院した後、亡くなる。男性は香港のホテルでウイルスに感染していた。

男性の治療に当たったフレンチ病院の医師と看護師が次々と倒れる。院内感染で二〇人以上の職員がベッドに横たわった。同僚の医師や看護師が感染を恐れて逃げ出すなか、WHOハノイ事務所のイタリア人医師、カルロ・ウルバニは患者のなかに入って診療をつづける。ウルバニはフレンチ病院を閉鎖して現場にとどまり、患者を治療しながら世界中の研究者にウイルスの正体をさぐる情報を送りつづけた。ベトナム政府と交渉し、ハノイで未知のウイルスが広まっている事実の公表に踏み切らせる。

香港の病院でも院内感染が拡大した。WHOは、三月一二日、ウルバニの情報をもとに非定型肺炎の症例に関する「グローバルアラート（世界への警告）」を出す。カナダのトロント、シンガポール、インドネシア、フィリピン、タイと患者発生の報告が続々と入る。三月一五日、謎の肺炎をSARS（重症急性呼吸器症候群）と名づけた。

すべてが「時間との勝負」だった。そして、ウルバニは……ハノイで初めて男性患者を診てから二七日目に急逝した。ウルバニ自身も感染していたのだ。人工呼吸器を取りつけて息も絶え絶えのウルバニは最期にこう言い残したという。

「My wife, my children.」

ウルバニには同郷の幼なじみの妻と、二人の息子と一人の娘がいた。

†権力の面子が犠牲者を増やす

現場での決死の努力とはうらはらに中国政府は、その後も非協力的だった。WHOは四月二日、過去にない荒療治を行う。中国の広東省と香港への「渡航延期勧告」を出したのである。世界貿易機関（WTO）に加盟して世界市場とリンクした中国にとって渡航延期の措置は痛手だった。WHOの女性事務局長、グロ・ハーレム・ブルントラント（小児科医・元ノルウェー首相）は、中国を名指しで責めた。

「WHOと国際的な専門家たちが、より早い段階で支援できたほうがよかったのは明らかです。WHO事務局長として言いたい。世界のどこであれ、次に何か新しい、奇異な疾病が察知されたとき、できるだけ早く、わたしたちに関わらせるべきです」

隠蔽を許さない強いメッセージだった。たとえ中国からの拠出金が減っても正論を言わなければ世界の保健衛生の根幹が崩れるという危機感がにじんでいる。

胡錦濤政権の面子はつぶれた。渡航延期勧告で人や物資の流れが制限される。

ＳＡＲＳは流行した約八か月の間に八〇九八人の症例が報告され、七七四人が亡くなった。病原体のＳＡＲＳコロナウイルスは、致死率約一〇パーセントの強い毒性をもっている。感染者の八割は軽症で二割が重症化した。一七年後に現れる新型コロナウイルス（ＳＡＲＳ－ＣｏＶ－２）のプレビューだった。

ＷＨＯは、ＳＡＲＳの感染拡大を契機に国際保健規則（ＩＨＲ）の改正に取り組んだ。ＩＨＲは感染拡大を抑えるための国際的ガイドラインである。改正で「原因を問わず、国際的な公衆衛生上の脅威となりうる、あらゆる事象」が自国領域内に起きたら「評価後二四時間以内にＷＨＯへ通達し、その後も引き続き詳細な公衆衛生上の情報をＷＨＯへ通達」することが義務づけられた。

中国政府も感染症対策には国際的な連携強化が欠かせないと知り、ＩＨＲの改正に積極的な姿勢で臨む。しかし、転んでもただでは起きないしたたかさを持っている。二〇〇四年一一月のジュネーブでの会議で、中国代表は「健康に関する問題は極めて重要だ。しかし、主権と領土保全のほうが、主権国家にとっては、もっと重要だ」と述べ、「台湾の排除」を主張したのである。IHRに台湾を加入させたら中国は加わらないと圧力をかける。

台湾でもSARSで三七人が亡くなり、収束は世界で一番遅かった。ブルントラント事務局長はスタッフを台湾に派遣して支援していたが、中国代表団は「一つの中国」の原理原則を譲らない。公衆衛生にかかわる情報は、自分たちが台湾に伝えると言い張った。台湾の参加は見送られ、親中路線の馬英九政権発足後の二〇〇九年に合流がかなった。

†制御できないのはウイルスか、人間か

SARS発生の一七年後、新型コロナウイルスが出現した。習近平が君臨する中国は、二〇二〇年一月二日ごろまでに新型コロナウイルスの遺伝子配列の解析に成功していたといわれるが、公開したのは一月一一日だった。未知のウイルスへの対応としては早いとはいえないだろう。WHOの緊急対応責任者は、「延々と中国に情報を求めつづけるという、まったく同じシナリオだ」と不満をためていたという。

事務局長のテドロス・アダノム・ゲブレイェソスは、かつてのブルントラントとは逆に、習近平の対応を「称賛」した。「褒めて協力を取りつける」方法を選んでいる。この一七

年間でいかに中国が国際的な影響力を強めたかが思い知らされる。

新型コロナ禍で、感染症利権の争奪戦はワクチン開発に主戦場が移った。アメリカは約一〇〇億ドル（一兆七〇〇〇億円）を開発に投じ、中国もまた国有企業と軍が一体となって先行者利益を得ようと猛進する。日本は、海外メーカーからの輸入と国産ワクチンの開発支援の両面作戦だ。欧州各国と共同で国際的なワクチン確保の枠組みに加わり、開発企業に資金援助をして成功すれば優先的に供給を受ける。一方で、大阪大学医学部の研究成果を基に創設されたアンジェス社が二〇二〇年度内の一〇〇万人分製造を掲げ、臨床試験を進める。感染症に強いといわれる塩野義製薬も開発に力を注ぐ。

ワクチン開発は、救命と経済効果への期待を集めて激化する。だが、行く手には「ＡＤＥ（抗体依存性感染増強）」という壁が立ちふさがっている。ワクチン投与でできた抗体が逆に細胞への感染を促進し、重症化を引き起こす現象である。そのために新型コロナの本家筋のＳＡＲＳのワクチンはいまだにできていない。変異をくり返す新型コロナウイルスとなれば一層、開発は難しそうだ。専門家は早くて数年、それ以上かかるともいう。

コウモリが自然宿主といわれるＳＡＲＳやエボラ出血熱、ラクダが感染源のＭＥＲＳ（中東呼吸器症候群）、蚊に刺されて感染するデング熱など動物由来の新興感染症は、「文明」という温床のなかで流行の機をうかがっている。人口爆発でウイルス感染のリスクは高まる。温暖化で感染症の媒介生物が増え、家畜も増加してウイルス変異がたびたび起きる。航空網が全地球に張りめぐらされ、人もモノも高速で移動し、感染は拡大していく。

未知のウイルスは怖い。しかし、ほんとうに恐ろしいのは、感染症に反応して意識的に、あるいは無自覚に動く人間ではないか。人の心が感染症の怖さを増幅する。感染拡大の渦中で統制的に人の行動を制限すれば、経済活動は沈滞し、生活が成り立たなくなる。ミクロのウイルスとマクロの政治、経済がつながって予測不能の事態が生じている。感染抑制と経済活動のバランスをとる妙案はなく、人間は極端から極端に振れがちだ。

人は情報で動く。次に起きるパンデミックに備えて、私たちは情報を一握りの権力者や専門家集団に預けるのではなく、常に開示させ透明にして、ものごとを考えられる基盤をつくらねばならないだろう。

力を持つ者は情報を統制したがる。感染拡大の緊急時はなおさらだ。しかし、緊急時のゆらぎは平時のしくみに結びつく。そのことを肝に銘じておこう。感染症と権力の歴史が、緊急時と平時の連環を如実に物語っている。

おわりに――「公共」のありか

現代日本の感染症対策は、いわゆるクラスター対策が主流である。患者クラスター（集団）の発生を早期に把握して隔離し、実地疫学調査で感染源を見つけて濃厚接触者に健康観察、外出自粛を要請する。関係施設の休業やイベントの自粛などで感染の拡がりを断つ。

ところが、肝心の感染データの管理手法が、古くさいのだ。感染者の通知は、保健所から都道府県へファクスで行われ、回線が混むとつながらず、データが滞留する。疫学調査について、関係者は「太陽にほえろ！」方式と自嘲気味に言う。調査員が病院に入院した感染者を訪ね、離れた場所から誰と接触したか、ドラマの刑事のように聞き取って一々メモをする。こうした方法は無症状感染者が増え、感染経路が追えなくなると行きづまる。対策は「人と人との接触を八割減らす」行動制限に切り替えるしかなかった。

これに対し、早期に感染を封じた中国、韓国、台湾、シンガポールは携帯電話の位置情報を使ってメートル単位の精度で感染者の動きを追跡し、行動制限をかけた。匿名とはいえ、リアルタイムで感染者を特定して隔離し、接触者を洗い出している。

じつは、取材を進めると、日本でも新型コロナ第一波襲来の渦中で、厚生労働省新型コロナウイルスクラスター対策班と同省幹部、あるいは担当大臣との間で「携帯情報を使えば小さなクラスターの段階で感染を止められる」「だめだ。法的に無理だ」と激しい議論が交わされていたことがわかった。結局、第一波への対策では携帯利用は見送られ、全自治体にアクセス権を認める新システムが稼動したが、新興感染症の脅威は今後もつづく。感染者のデジタル追跡が、利権も絡んで次のテーマになるだろう。もしも位置情報を使うなら、匿名性《とくめいせい》とプライバシーの保護、二次使用の禁止など踏み込んだ議論が必要だ。

こういう話をすると、日本政府の個人への統制力がもっと必要だという声が聞こえてくる。感染元と思われる店舗などが休業要請に応じない場合の罰則規定を設ける法改正も取り沙汰されているが、政府は休業に対する補償には消極的だ。私権を大幅に制限する休業が命令で行われ、従わなければ罰則では、一〇〇年前に逆戻りだろう。もっと賢いやり方はないのだろうか。気になるのが台湾の流儀だ。

台湾では携帯の位置情報で対象者が隔離場所から出ないよう、警察が二四時間監視する。違反者は罰金を科されるが、逆に二週間の隔離を守れば政府に約五万円の補償金を請求できる。一見、強権的な手法のようだが、市民は反発するどころか、蔡英文政権の対応を評価している。常に巨大な中国を意識し、危機には市民が団結。情報を開き、説明に力を注ぐ政府の姿勢が市民の「共感」を得ている。

その象徴が陳時中・衛生福利部長（衛生大臣）だ。陳部長は、台湾の新型コロナ感染が下火になっても毎日、専門家とともに記者会見を開き、どんなに長引いても質問が途切れるまで答えつづけた。歯科医師の陳部長は、市民とのインフォームド・コンセント（説明と納得）がいかに大切か肌で知っている。人口規模で六分の一の台湾と日本を比較するのは無理があるにしても、為政者のスタンスは示唆に富む。

そこにポスト・コロナ時代に必要なものが見えてくる。個人の「自由」と権力による「統制」をつなぐ「公共」の領域だ。個人の自由を守るために互いの不自由を少し忍んで「共通善（コモングッド）」を目ざす、社会の基本原理に立ち返らなくてはならないだろう。強権的な統制よりも情報を開示し、人びとの合意のうえでの制限のほうが民主主義になじむ。そのための社会的基盤が「公共」の領域を厚くすることだ。

二〇二〇年五月下旬に緊急事態宣言が解除され、解放感に浸ったのもつかの間、東京では七月二日に感染者数が一〇〇人を突破し、一〇日には過去最高の二四三人を記録した。

行政は無症状や軽症の若い感染者クスターを見つけるためにホストクラブやキャバクラの従業員への検査を重点的に行い、数が一気に増えた。市中の感染もじわじわ拡がる。

七月一五日には、都が新型コロナ感染症に準備した一〇〇〇床に対し、入院患者が七二一人となり、満杯が迫る。早急にレベル2の二七〇〇床に増やさねばならない段階に至った。感染症は、火種をくすぶらせ、何度も再燃する。スペイン風邪は、一九一八年秋から一九二一年春にかけて三回、大流行した。社会には七転び八起きの精神と、医療崩壊を防ぐ医療資源（医療従事者・施設や設備・資金など）の適正配分が求められる。

本書を執筆するに当たり、感染症治療の最前線に立つ医療者や、医学者、厚労省と自治体の職員はじめ多くの方々に取材をさせていただいた。厚く感謝申し上げる。

本書は、ニュースサイトの「ニュース・ソクラ」連載「医療の裏側」や、「Business Insider Japan」に載せた記事を素材とし、あらためて取材を重ねて一気に書き下ろした。編集の労をとってくださった筑摩書房新書編集部の伊藤笑子さんに心から謝意を表する。

二〇二〇年七月

山岡淳一郎

参考文献

青木冨貴子著『731　石井四郎と細菌戦部隊の闇を暴く』（新潮文庫　二〇〇八）
青木正和著『結核の歴史　日本社会との関わりその過去、現在、未来』（講談社　二〇〇三）
池上直己／J・C・キャンベル著『日本の医療　統制とバランス感覚』（中公新書　一九九六）
石弘之著『感染症の世界史』（角川ソフィア文庫　二〇一八）
井上馨候伝記編纂会著『世外井上公伝　第一巻』（原書房　一九六八）
井上栄著『感染症　広がり方と防ぎ方』（中公新書　二〇〇六）
伊波敏男著『花に逢はん』（日本放送出版協会　一九九七）
ピーター・ウィリアムズ、デヴィド・ウォーレス著／西里扶甬子訳『七三一部隊の生物兵器とアメリカ　バイオテロの系譜』（かもがわ出版　二〇〇三）
NHKスペシャル取材班、緑慎也著『ウイルス大感染時代』（KADOKAWA　二〇一七）
NHK報道局「カルロ・ウルバニ」取材班著『世界を救った医師　SARSと闘い死んだカルロ・ウルバニの27日』（日本放送出版協会　二〇〇四）
遠藤三郎著『日中十五年戦争と私　国賊・赤の将軍と人はいう』（日中書林　一九七四）
マーシャ・エンジェル著／栗原千絵子、斉尾武郎共監訳『ビッグ・ファーマ　製薬会社の真実』（篠原出版新社　二〇〇五）
岡田晴恵著『知っておきたい感染症　21世紀型パンデミックに備える』（ちくま新書　二〇一六）
小高健著『傳染病研究所　近代医学開拓の道のり』（学会出版センター　一九九二）
加藤哲郎著『「飽食した悪魔」の戦後　731部隊と二木秀雄「政界ジープ」』（花伝社　二〇一七）

河岡義裕、今井正樹監修『猛威をふるう「ウイルス・感染症」にどう立ち向かうのか』（ミネルヴァ書房　二〇一八）
河岡義裕、渡辺登喜子著『闘う！ウイルス・バスターズ　最先端医学からの挑戦』（朝日新書　二〇一一）
川田龍平著『日本に生きるということ　薬害エイズ被害者が光を見つけるまで』（講談社　二〇〇七）
北里柴三郎、高野六郎、宮島幹之助著『北里柴三郎読本（上・下）』（書肆心水　二〇一三）
アルフレッド・W・クロスビー著／西村秀一訳『史上最悪のインフルエンザ　忘れられたパンデミック』（みすず書房　二〇〇四）
近藤大介著『アジア燃ゆ』（MdN新書　二〇二〇）
坂本太郎、家永三郎、井上光貞、大野晋校注『日本書紀　下　日本古典文学大系68』（岩波書店　一九六五）
篠塚良雄、高柳美知子著『日本にも戦争があった　七三一部隊元少年隊員の告白』（新日本出版社　二〇〇四）
ランディ・シルツ著／曽田能宗訳『そしてエイズは蔓延した（上・下）』（草思社　一九九一）
竹田美文、岡部信彦著『SARSは何を警告しているのか』（岩波ブックレット　二〇〇三）
田中角栄著『私の履歴書』（日本経済新聞社　一九六六）
常石敬一著『七三一部隊　生物兵器犯罪の真実』（講談社現代新書　一九九五）
常石敬一著『医学者たちの組織犯罪　関東軍第七三一部隊』（朝日文庫　一九九九）
鶴見祐輔著『〈決定版〉正伝　後藤新平　2　衛生局長時代　一八九二～九八』（藤原書店　二〇〇四）
内務省衛生局編『流行性感冒　「スペイン風邪」大流行の記録　東洋文庫778』（平凡社　二〇〇八）
新村拓編『日本医療史』（吉川弘文館　二〇〇六）
速水融著『日本を襲ったスペイン・インフルエンザ　人類とウイルスの第一次世界戦争』（藤原書店　二

〇〇六）
福田眞人著『北里柴三郎　熱と誠があれば』（ミネルヴァ書房　二〇〇八）
藤野豊著『厚生省の誕生　医療はファシズムをいかに推進したか』（かもがわ出版　二〇〇三）
松下一成著『ミドリ十字と731部隊　薬害エイズはなぜ起きたのか』（三一書房　一九九六）
松村知勝著『関東軍参謀副長の手記』（芙蓉書房　一九七七）
水野肇著『誰も書かなかった厚生省』（草思社　二〇〇五）
山岡淳一郎著『医療のこと、もっと知ってほしい』（岩波ジュニア新書　二〇〇九）
山岡淳一郎著『後藤新平　日本の羅針盤となった男』（草思社文庫　二〇一四）
山本太郎著『感染症と文明　共生への道』（岩波新書　二〇一一）
ドナルド・ラムズフェルド著／江口泰子、月沢李歌子、島田楓子訳／谷口智彦解説『真珠湾からバグダッドへ　ラムズフェルド回想録』（幻冬舎　二〇一二）
若月俊一著『村で病気とたたかう』（岩波新書　一九七一）
若月俊一監修／「佐久病院史」作製委員会編『佐久病院史』（勁草書房　一九九九）

ちくま新書
1510

ドキュメント 感染症利権《かんせんしょうりけん》
——医療《いりょう》を蝕《むしば》む闇《やみ》の構造《こうぞう》

二〇二〇年八月一〇日 第一刷発行

著者 山岡淳一郎（やまおか・じゅんいちろう）

発行者 喜入冬子

発行所 株式会社 筑摩書房
東京都台東区蔵前二―五―三 郵便番号一一一―八七五五
電話番号〇三―五六八七―二六〇一（代表）

装幀者 間村俊一

印刷・製本 三松堂印刷 株式会社

ISBN978-4-480-07334-1 C0247

ちくま新書

1489
障害者差別を問いなおす
荒井裕樹
「差別はいけない」。でも、なぜ「いけない」のかを言葉にする時、そこには独特の難しさがある。その理由を探るため差別されてきた人々の声を拾い上げる一冊。

1448
年金不安の正体
海老原嗣生
不満につけこみ、不公平を騒ぎ立て、制度が崩壊すると危機感を煽る。不安を利益に変える政治家や評論家、メディアのウソを暴き、問題の本質を明らかにしよう。

1445
コミュニティと都市の未来
——新しい共生の作法
吉原直樹
多様性を認め、軽やかに移動する人々によるコミュニティはいかにして成立するのか。新しい共生の作法が、既存の都市やコミュニティを変えていく可能性を探る。

1222
イノベーションはなぜ途絶えたか
——科学立国日本の危機
山口栄一
かつては革新的な商品を生み続けていた日本の科学産業はなぜダメになったのか。シャープの危機や日本政府のベンチャー育成制度の失敗を検証。復活への方策を探る。

1433
ソーシャルワーカー
——「身近」を革命する人たち
井手英策／柏木一惠
加藤忠相／中島康晴
悲惨に立ち向かい、身近な社会を変革するソーシャルワーカー。人を雑に扱う社会から決別し、死ぬまで人間らしく生きられる社会へ向けて提言した入魂の書！

1420
路地裏で考える
——世界の饒舌さに抵抗する拠点
平川克美
様々なところで限界を迎えている日本。これまでのシステムに背を向け、半径三百メートルで生きていくことを決めた市井の思想家がこれからの生き方を提示する。

1414
武器としての世論調査
——社会をとらえ、未来を変える
三春充希
内閣支持率は西高東低。野党支持は若年層で伸び悩み。世論調査を精緻に見ていけば、この社会の全体像が見えてくる。仕組みの理解から選挙への応用まで！

ちくま新書

1373
未来の再建
――暮らし・仕事・社会保障のグランドデザイン
井手英策
今野晴貴
藤田孝典
深まる貧困、苛酷な労働、分断される人々。現代日本の根本問題を抉剔し、誰もが生きる上で必要なベーシック・サービスの充実を提唱。未来を切り拓く渾身の書！

1371
アンダークラス
――新たな下層階級の出現
橋本健二
就業人口の15％が平均年収186万円。この階級の人々はどのように生きているのか？　若年・中年、女性、高齢者とケースにあわせ、その実態を明らかにする。

1366
武器としての情報公開
――権力の「手の内」を見抜く
日下部聡
石原都知事（当時）の乱費や安保法制での憲法解釈の変更など公的な問題に情報公開制度を使って肉薄した毎日新聞記者が、その舞台裏を描き、制度の使い方を説く！

1324
サイコパスの真実
原田隆之
人当たりがよくて魅力的。でも、息を吐くようにウソをつく……。そんな「サイコパス」とどう付き合えばいいのか？　犯罪心理学の知見から冷血の素顔に迫る。

1303
こころの病に挑んだ知の巨人
――森田正馬・土居健郎・河合隼雄・木村敏・中井久夫
山竹伸二
日本人とは何か。その病をどう癒やすのか。独自の精神医療、心理療法の領域を切り開いてきた五人の知の巨人たちを取り上げ、その理論の本質と功績を解説する。

1289
ノーベル賞の舞台裏
共同通信ロンドン支局
取材班編
人種・国籍を超えた人類への貢献というノーベルの理想、しかし現実は。名誉欲や政治利用など、世界最高の権威ある賞の舞台裏を、多くの証言と資料で明らかに。

1333-1
持続可能な医療【シリーズ ケアを考える】
――超高齢化時代の科学・公共性・死生観
広井良典
高齢化の進展にともない増加する医療費を、将来世代にこれ以上ツケ回しすべきではない。人口減少日本の最重要課題に挑むため、医療をひろく公共的に問いなおす。